# DIETA PALEO

Receitas Fáceis Para Perder Peso E Ficar Em
Forma

(Para Iniciantes O Plano De Refeição Paleo Para
Perda De Peso Garantida)

**Floyd Miles**

Traduzido por Daniel Heath

**Floyd Miles**

Dieta Paleo: Receitas Fáceis Para Perder Peso E Ficar Em

Forma (Para Iniciantes O Plano De Refeição Paleo Para

Perda De Peso Garantida)

ISBN 978-1-989837-80-1

## Termos e Condições

De modo nenhum é permitido reproduzir, duplicar ou até mesmo transmitir qualquer parte deste documento em meios eletrônicos ou impressos. A gravação desta publicação é estritamente proibida e qualquer armazenamento deste documento não é permitido, a menos que haja permissão por escrito do editor. Todos os direitos são reservados.

As informações fornecidas neste documento são declaradas verdadeiras e consistentes, na medida em que qualquer responsabilidade, em termos de desatenção ou de outra forma, por qualquer uso ou abuso de quaisquer políticas, processos ou instruções contidas, é de responsabilidade exclusiva e pessoal do leitor destinatário. Sob nenhuma circunstância qualquer, responsabilidade legal ou culpa será imposta ao editor por qualquer reparação, dano ou perda monetária devida às informações aqui contidas, direta ou indiretamente. Os respectivos autores são proprietários de todos os direitos autorais não detidos pelo editor.

*Aviso Legal:*

Este livro é protegido por direitos autorais. Ele é designado exclusivamente para uso pessoal. Você não pode alterar, distribuir, vender, usar, citar ou parafrasear qualquer parte ou o conteúdo deste ebook sem o consentimento do autor ou proprietário dos direitos autorais. Ações legais poderão ser tomadas caso isso seja violado.

*Termos de Responsabilidade:*

Observe também que as informações contidas neste documento são apenas para fins educacionais e de entretenimento. Todo esforço foi feito para fornecer informações completas precisas, atualizadas e confiáveis. Nenhuma garantia de qualquer tipo é expressa ou mesmo implícita. Os leitores reconhecem que o autor não está envolvido na prestação de aconselhamento jurídico, financeiro, médico ou profissional.

Ao ler este documento, o leitor concorda que sob nenhuma circunstância somos

# Índice

# Parte 1

# Introdução

Quero agradecer-lhe por baixar este livro. Neste livro, você aprenderá tudo sobre os blocos de construção da dieta paleo para que você possa implementá-la facilmente em sua vida diária. Como uma dieta que se concentra em uma maneira mais simplista de comer, a dieta paleo é otimizada para trabalhar com o perfil genético do seu corpo. Esta otimização resulta em seu corpo sendo mais eficiente em quebrar e utilizar os alimentos que você come para que eles estejam prontamente disponíveis como fonte de energia. Nos capítulos seguintes, abordaremos como seguir o plano de dieta paleo, como ele é diferente de outras dietas, os benefícios e algumas orientações úteis sobre o que comer e o que evitar ao viver um estilo de vida paleo. Além disso, você também encontrará 36 receitas paleo deliciosas, rápidas e fáceis para o café da manhã, almoço e jantar para ajudar você a começar hoje mesmo!

# Capítulo 1: O que é a Dieta Paleo?

A dieta paleo, também conhecida como dieta paleolítica e "homem das cavernas", é um método cada vez mais popular de fazer dieta hoje em dia. Esse plano de dieta não apenas atende ao processo metabólico natural do seu corpo, mas também ajuda a criar um equilíbrio da química do seu corpo, resultando em uma saúde mais saudável para você. Nas seções a seguir, vamos dar uma olhada nos fundamentos da dieta paleo e demonstrar como esta maneira de comer pode ser benéfica para você hoje.

## *Os princípios da dieta Paleo*

A maneira mais fácil de entender a dieta paleo é olhar para o nome alternativo - Dieta do Homem das Cavernas. Essencialmente, ele se concentra no que acreditamos que nossos ancestrais, ou homens das cavernas, teriam comido. Como seres humanos primitivos, nós consumíamos o que só estava prontamente disponível para nós em um estilo de vida de caça e coleta - alimentos como carnes, nozes, frutas e legumes. Estes alimentos foram cultivados ou alimentados naturalmente e não incluíram aditivos ou conservantes não saudáveis. Naquela época, a raça humana primitiva era ágil. O homem conseguiu superar predadores e perseguir presas. Importante, os seres humanos não sofrem de problemas de saúde como diabetes e colesterol alto, que são tão prevalentes hoje. Com o tempo, no entanto, nos movemos contra nossa genética e ignoramos como nossos corpos funcionam naturalmente. Temos progredido de alimentos disponíveis naturalmente para aqueles projetados para ter longos prazos de validade e que também apelam para ânsias quimicamente impulsionadas. A dieta paleo nos leva longe desta maneira artificialmente focada de comer e nos aponta de volta para alimentos que nossos corpos são naturalmente construídos para prosperar.

## *Os homens das cavernas não morreram mais cedo porque fizeram isso?*

Uma pergunta comum quando se trata da dieta paleo é: os homens das cavernas não morreram mais cedo do que nós? Em caso afirmativo, não há uma correlação direta entre sua vida útil mais curta e sua dieta? A expectativa de vida média era de fato menor do que é hoje, mas devemos considerar as razões por trás disso. Há poucas evidências que sugerem que o homem paleolítico estava morrendo como resultado de doenças cardíacas, diabetes ou colesterol alto. Tais doenças não eram tão comuns na sociedade dos homens das cavernas como são hoje. Essas condições médicas estão diretamente relacionadas às nossas más dietas modernas que se concentram no excesso de alimentos processados carregados de corantes, adoçantes e conservantes. As causas de morte mais prevalentes estariam relacionadas ao estilo de vida de caça e coleta, como ser atacado por presas, levando a quedas perigosas, acidentes e infecções. O parto entre os homens das cavernas era precário. A infância era perigosa e a infância era difícil. Se um homem das cavernas vivesse nesses marcos, era mais provável que eles sobrevivessem a uma idade mais avançada. Os avanços da medicina moderna também aumentaram dramaticamente nossa expectativa de vida. Isso é algo que tomamos como garantido, mas mesmo a mais simples das infecções nos tempos paleolíticos teria contribuído para uma vida útil muito mais curta. Raramente o consumo real de alimentos naturais teve algo a ver com a causa da morte do homem das cavernas.

### Então, como funciona a dieta paleo?

Ao criar um foco em alimentos que estavam naturalmente disponíveis para uma sociedade paleolítica, a dieta paleo corta alimentos alterados hormonalmente, cheios de antibióticos e geneticamente modificados. Ele também elimina conservantes artificiais, aditivos e alimentos que são processados. Isso significa que não há grãos, leite, açúcares refinados e alimentos processados salgados. Mesmo sem esses alimentos, seu corpo ainda receberá nutrição ideal de alimentos que ocorrem naturalmente - frutas, legumes, nozes e carnes. Esses alimentos são mais facilmente decompostos pelo corpo, de modo que os nutrientes podem ser acessados e convertidos em energia. O que esses alimentos não fazem é fornecer excesso de açúcares ou conservantes que são armazenados como gordura ou causam reações químicas em seu corpo que resultam em problemas de saúde.

Essencialmente, a dieta paleo dá ao seu corpo o método mais simples de se abastecer, oferecendo-lhe os alimentos naturais que foram desenvolvidos para serem facilmente quebrados e usados.

## *Como a Dieta Paleo se Diferencia de Outras Dietas?*

A dieta paleo é frequentemente comparada a outras dietas, particularmente à dieta de Atkins. A razão para essa comparação é a crença de que ambas as dietas envolvem baixa ingestão de carboidratos e alta gordura. A verdade, no entanto, é que a dieta paleo não elimina carboidratos. Em vez disso, simplesmente elimina carboidratos não saudáveis e processados. Comendo na dieta paleo, você pode obter seus carboidratos, assim como todos os outros nutrientes de alimentos naturais. Isso difere de dietas como a dieta de Atkins, onde grupos específicos de alimentos são eliminados (e às vezes reintroduzidos). A dieta paleo entende que todos os grupos de alimentos são necessários para o corpo prosperar.

Uma vez que os alimentos que você come na dieta paleo são alimentos que ocorrem naturalmente, não há "barras de substituição de refeição" ou shakes que contenham produtos químicos, aditivos e outros suplementos peculiares. Embora essas outras dietas dependam da necessidade de "conveniência", elas também utilizam açúcares e outros ingredientes não saudáveis e antinaturais para torná-los mais palatáveis.

Outra razão que muitas pessoas preferem a dieta paleo para outras dietas é que não há contagem de calorias, proporções de micronutrientes a seguir, ou refeições prontas impalatáveis. Ao comer a dieta paleo, você pode comer o quanto quiser de alimentos permitidos. Isso significa que não há sensação de estar com fome, sem esperar até a próxima refeição e sem planejar refeições e lanches a cada poucas horas!

## Capítulo 2: Benefícios da Dieta Paleo

Há mais do que alguns benefícios em seguir a dieta paleo. Muitos destes são óbvios, simplesmente devido à natureza dos alimentos consumidos. Nas seções a seguir, abordaremos alguns desses benefícios para a saúde, algum dos quais você talvez não esteja familiarizado.

### *Vitaminas e minerais*

Uma das razões mais importantes pelas quais a dieta paleo é apoiada por muitos profissionais de saúde é porque ela apoia a ingestão de alimentos integrais. Estes alimentos frescos ajudam a garantir que consumimos mais das vitaminas e minerais necessários todos os dias. Quando não ingerimos uma dieta composta de alimentos frescos, obtemos apenas uma pequena porcentagem das vitaminas e minerais que nosso corpo necessita para permanecer saudáveis. Claro, você pode estourar uma multivitamina, mas essas vitaminas não são caras, mas também usam ingredientes de menor qualidade. Há também a questão de quão úteis e vantagens as multivitaminas são para o seu corpo.

### *Energia aumentada*

Uma das desvantagens de uma dieta repleta de alimentos ricos em açúcar, carboidratos, aditivos e conservantes é que seu corpo não recebe o combustível necessário sem trabalhar duro para obtê-lo. Não só isso, mas o "combustível" que você está fornecendo ao seu corpo com este tipo de dieta é rapidamente queimado, deixando você experimentando o que a maioria de nós chama de "acidente do açúcar". Quando alimentos com alto teor de açúcar refinado são rapidamente digeridos e transformados em glicose (a fonte de energia do corpo). Isso é como uma rápida explosão de energia, mas o corpo logo queima esse "combustível", resultando em um colapso. As fontes naturais de combustível ingeridas na dieta paleo fazem seu corpo trabalhar menos para obter a energia de que necessita. Estes alimentos naturais também fornecem menos "lixo" para o seu corpo processar. Mais importante ainda, no entanto, os carboidratos consumidos na dieta paleo (quase exclusivamente obtidos a partir de vegetais) são digeridos mais lentamente e são liberados a uma taxa atrasada para a corrente sanguínea como glicose. O que isto significa é que este "combustível" dura por mais tempo e não causa picos rápidos no açúcar no sangue.

## *Aumento da saciedade*

Em muitas dietas diferentes, dieters são obrigados a restringir a ingestão de alimentos, a fim de atender às metas de calorias ou objetivos de nutrientes para o dia. A dieta paleo não impõe tais restrições e os dieters paleo podem ser essenciaiscomer tanto quanto a comida "paleo friendly" como eles gostam.

## *Perda de peso*

Uma das maiores razões pelas quais as pessoas preferem a dieta paleo é que, ao contrário de muitos outros planos de dieta, ajuda a perder peso rapidamente, de forma natural e saudável. A eliminação de alimentos processados não saudáveis, ricos em açúcares refinados, cheios de aditivos, conservantes, gorduras saturadas e sais, resulta numa perda de peso incrivelmente rápida. A melhor parte é que esta perda de peso não é temporária, como a dieta paleo se concentra em mudanças de estilo de vida.

## *Melhor saúde e redução do risco de doenças*

O dieter paleo médio tem uma saúde muito melhor do que aqueles em outras dietas. A razão por trás disso é a dependência deste plano de dieta em alimentos naturais e saudáveis, como frutas e legumes. Esses alimentos fornecem todos os nutrientes básicos que o corpo precisa para se manter saudável e funcionar de maneira ideal. Por sua vez, isso significa que o sistema imunológico está trabalhando em todo o seu potencial e um sistema imunológico saudável significa menos risco de doença. Algumas das doenças que podem ser curadas, tratadas e prevenidas na dieta paleo incluem: colesterol alto, obesidade, pressão alta, diabetes, inflamação reduzida e melhor controle de doenças autoimunes.

## Capítulo 3: Diretrizes Alimentares da

## Dieta Paleo

Nas seções anteriores, falamos sobre os fundamentos da dieta paleo, como ela se compara a outras dietas e os benefícios de comer paleo. Neste capítulo, vamos cobrir uma das coisas mais importantes que você precisa saber sobre comer paleo, o que você deve e não deve comer!

### *Proteínas*

As proteínas que você come ao seguir a dieta paleo devem ser proteínas magras e devem ser sempre animais selvagens capturados, criados ao ar livre ou criados em pasto. Algumas das proteínas que são normalmente consumidas na dieta paleo são:

- Carne (bife de mandioquinha, bife de flanco, vitela magra e bife de lombo de cima)
- Carne branca de aves
- Cortes de carne magra
- Coelho

- Bode
- Carnes exóticas (ema, avestruz, veado, canguru)
- Peixe fresco
- Gemas de ovos cozidos ou cozidos

Fique longe de:
- Cortes gordurosos de carne
-Carnes processadas
-Peixe enlatado
- Soja e tofu
- Lentilhas
- Amendoim

## *Gorduras e óleos*

Gorduras e óleos tendem a confundir muitas pessoas quando se trata de fazer dieta, então vamos simplificar e te dar uma lista básica daquelas que são permissíveis e paleo-seguras.
- Gorduras monossaturadas
- Nozes (mas não amendoins)
- Abacate e óleo de abacate
- Óleo de gergelim torrado

- Óleo de coco, creme ou leite.
- Óleo de semente de linho (não para cozinhar)
-Óleo de peixe

As gorduras e óleos que você deseja evitar ao comer na dieta paleo incluem:
- gorduras saturadas
-Gorduras Trans
-Óleo de amendoim
- Substitutos de margarina ou manteiga
-Óleos vegetais
- Óleos de sementes

## *Legumes*

Legumes vão fazer uma boa parte do seu consumo diário de alimentos na dieta paleo. Uma vez que existem tantos vegetais diferentes que são permitidos neste plano de alimentação, vamos cobrir apenas alguns e focar naqueles que você deve evitar.
- Vegetais ricos em fibras
- Legumes coloridos

- Vegetais cultivados acima do solo
- Vegetais de raiz que não são considerados amidos
- Frutas coloridas (evite frutas com amido)
-Frutas secas

Legumes que você deseja evitar na dieta paleo incluem:
- Conservas de frutas e legumes
- Frutas e legumes açucarados ou conservados
- Sumos de frutas e vegetais pré-preparados
-Milho
- Legumes
-Feijões
-Ervilhas
- Amendoim
- Lentilhas
- Feijão de soja

## Laticínios

Os laticínios devem ser evitados ou mantidos ao mínimo na dieta paleo.

Embora seja este o caso, há uma opinião de que a manteiga pode se destacar como uma exceção aos gostos de leite, queijo e iogurte. Manteiga, importante o que é pastagem levantada ou alimentada com capim, é baixa em lactose e, portanto, ao contrário de outros produtos lácteos causa pequenos problemas para o sistema digestivo ou o intestino. Evite o diário que é excessivamente processado, pois durante este procedimento tira todos os benefícios da gordura saudável. O leite de coco é um substituto refrescante para o leite com baixo teor de gordura. Se você ainda gosta de suas pequenas quantidades de laticínios, a regra primordial e simples é garantir que ela seja alimentada com capim, gordura integral fermentada e pasto cultivado.

### Grãos

Grãos agrícolas e alimentos processados não existiam na sociedade paleolítica, mas foram desenvolvidos em tempos posteriores. Muitos desses produtos hoje contêm glúten e lectinas, fatores comuns que causam dificuldades e inflamação do intestino. Eles também são bem conhecidos como fatores contributivos para certas doenças cardíacas e cânceres. Sempre que possível aqueles que seguem o plano de dieta paleo devem evitar cereais e produtos de panificação que contenham centeio, cevada e trigo, pois estes geralmente não são conducentes ao bem-estar geral do sistema digestivo.

## Nozes e sementes

Nozes e sementes são as comidas favorita entre as pessoas que comem a dieta paleo. É importante saber que nem todas as nozes e sementes são permitidas, no entanto. Vamos dar um olhado primeiro nas nozes e sementes que são permitidas nesta dieta:
- Macadâmia
- Amêndoas
-Pistachios

- Nozes
- Pinhão
- Castanhas
- Nozes
- Avelãs
- Castanha-do-pará
- Castanha de caju
- Sementes de abóbora
- Sementes de girassol
- Sementes de linhaça
- Sementes de gergelim

Nozes e sementes que você deve evitar na dieta paleo incluem:
- Amendoim
- Nozes ou sementes salgadas ou temperadas

## *Especiarias*

Como a maioria das especiarias é o resultado de plantas, um número significativo de especiarias é permitido na dieta paleo. O que você deve evitar, no entanto, são misturas de especiarias que contêm aditivos químicos e conservantes ou altos níveis de sal.

### *O que beber*

Tal como acontece com muitas dietas, a bebida mais recomendada para aqueles na dieta paleo é apenas água pura! Também permitido na dieta paleo são:
- Bebidas fermentadas (sim, isso inclui vinho em MODERAÇÃO!)
- Café
- Chá de ervas
- Chá verde

O que você deve evitar?
- Laticínios
- Sucos (não incluindo legumes frescos puros e frescos)
-Refrigerante
- Misturas de suco concentrado
- Sucos adoçados artificialmente

# Capítulo 4: 12 receitas de café da manhã

## Paleo

Uma ótima maneira de começar a dieta paleo é desenterrar algumas receitas para começar! Neste capítulo, cobriremos doze de nossas receitas de café da manhã paleo favoritas para você experimentar!

### *Aveia de Abóbora*

Porções: 3
Calorias: 242
Gordura: 6g
Proteína: 4,9 g
Carboidratos: 49,9 g
Ingredientes:
- 1 abóbora cortada ao meio semeada
- ¼ xícara de leite de coco
- ½ colher de chá de canela
-1 Colher de Sopa de nozes picadas
- Água
Instruções:
Comece por pré-aquecer o forno a 350 graus.

Enquanto seu forno pré-aquece, adicione ¼ "de água a uma assadeira que seja grande o suficiente para caber suas metades de abóbora". Coloque suas metades de abóbora na água no lado da pele do prato para baixo.

Uma vez que seu forno é pré-aquecido, cozinhe sua abóbora até que esteja macia - isso deve levar cerca de uma hora.

Depois de cozido, retire a polpa do forno e deixe esfriar.

Uma vez que sua abóbora tenha esfriado, retire o meio da abóbora e coloque em uma tigela de café da manhã. Use um garfo para misturar a abóbora e, quando ela tiver uma consistência suave, adicione a sua canela e leite de coco e misture tudo. Uma vez misturado, polvilhe suas nozes por cima e sirva!

Se desejar, você pode aquecer este "aveia" antes de comer.

### *Muffins de limão e mirtilo*

Porções: 12
Calorias: 279

Gordura: 18.4g
Proteína: 8g
Carboidratos: 25.1g
Ingredientes:
- 3 ovos à temperatura ambiente
- ½ xícara de óleo de coco derretido
- ¼ xícara de açúcar de coco
- 1 limão raspado
- 1 colher de chá de extrato de limão
- ¾ colher de chá de sal marinho
- ½ colher de chá de bicarbonato de sódio
- ¼ colher de chá fermento em pó
- 1 ½ xícaras de farinha de amêndoa
- 1 xícara de mirtilos
- ½ xícara de manteiga de coco derretida (para glacê)
- ½ xícara de mel cru (para glacê)
- 1 limão espremido (para esmalte)

**Instruções:**
Comece por pré-aquecer o forno a 350 graus.

Enquanto o seu forno pré-aquece, forre uma forma de 12 muffins com forros de papel.

Em uma tigela, misture o extrato de limão, o açúcar de coco, as raspas de limão, o óleo de coco e os ovos e bata até ficar bem misturado.

Sobre uma tigela limpa, usando uma peneira, peneire seu fermento, sal, bicarbonato de sódio juntos. Em seguida, mexa sua farinha de amêndoa para esta mistura seca.

Uma vez que sua mistura de farinha de amêndoa é bem combinada, misture lentamente a sua mistura molhada até obter uma massa lisa.

Usando uma espátula de silicone, dobre delicadamente os mirtilos para a massa.

Em seguida, coloque sua massa nos forros de muffin de papel, enchendo cada um deles para deixar espaço para a expansão.

Coloque os seus muffins no forno, uma vez que é pré-aquecido e asse por 30 minutos ou até que esteja cozido.

Uma vez que seus muffins tenham sido cozidos e resfriados, pegue uma tigela limpa e misture seu mel, manteiga de coco e suco de limão para o seu esmalte. Quando estes ingredientes são suaves, regue-os sobre os seus bolinhos frios!

## *Panquecas Paleo*

Porções: 4
Calorias: 120
Gordura: 7,4 g
Proteína: 5,7g
Carboidratos: 8,3 g
Ingredientes:
- 1 banana amassada
- 3 ovos
- ¼ xícara de farinha de amêndoa
-1 Colher de Sopa de manteiga de amêndoa
- 1 colher de chá de extrato de baunilha
- ½ colher de chá de canela
- 1/8 colher de chá de bicarbonato de sódio
- 1/8 colher de chá de fermento em pó
- 1 colher de chá de azeite

**Instruções:**
Em uma tigela, misture sua manteiga de amêndoas, banana, farinha de amêndoa, ovos, extrato de baunilha, bicarbonato de sódio, canela e fermento em pó. Use um

batedor para misturar seus ingredientes até obter uma massa lisa.

Em seguida, adicione seu azeite a uma frigideira e aqueça em fogo médio-alto em seu fogão. Uma vez quente, coloque a massa na frigideira como se estivesse fazendo panquecas tradicionais.

Cozinhe suas panquecas até ver bolhas no centro, depois vire e cozinhe até que o outro lado esteja dourado também.

Cozinhe todas as suas panquecas e sirva quente com o seu xarope ou cobertura favorita!

### *Vitamina de banana*

Porções: 1
Calorias: 334
Gordura: 12.8g
Proteína: 3.7g
Carboidratos: 56g
Ingredientes:
- 2 bananas congeladas e descascadas
- 1 colher de chá de extrato de baunilha
- ¼ xícara de leite de coco

Instruções:
Em seu liquidificador, combine seu extrato de baunilha e suas bananas. Purê estes ingredientes até que estejam lisos. Uma vez suave, adicione o seu leite de coco lentamente até que você em uma consistência de vitamina. Se necessário, adicione mais leite de coco.

## *Pão de café da manhã de abóbora*

Porções: 8
Calorias: 248
Gordura: 13.1g
Proteína: 5,8g
Carboidratos: 28,9g
Ingredientes:
- 1 ½ xícaras de farinha de amêndoa
- ½ xícara de farinha de coco
- 5 colheres de chá de tempero torta de abóbora
- 1 ½ colher de chá de bicarbonato de sódio
- 1 ½ colher de chá de fermento em pó
- 1 colher de chá de sal marinho

- 1 lata (15 oz.) Purê de abóbora (NÃO recheio de torta)
-4 ovos
- ½ xícara de xarope de bordo
- 5 colheres de sopa de óleo de coco derretido
- 2 colheres de chá de extrato de baunilha
**Instruções:**
Comece por pré-aquecer o forno a 350 graus. Enquanto o seu forno aquece antes, forre uma forma de pão com papel vegetal.

Agora, pegue uma tigela e misture a farinha de coco, a farinha de amêndoa, o bicarbonato de sódio, a torta de abóbora, o fermento e o sal. Misture bem usando um batedor ou suas mãos.

Agora, pegue outra tigela e combine seus ovos, purê de abóbora, óleo de coco, xarope de bordo e extrato de baunilha. Bata esses ingredientes juntos até misturar bem e, em seguida, adicione a mistura de ingredientes secos e bata até ficar homogêneo.

Despeje a massa na forma de pão e depois asse no forno pré-aquecido por uma hora ou até que esteja cozido. Deixe esfriar para aquecer antes de comer.

## *Barrinhas de café da manhã de proteína*

Porções: 20
Calorias: 356
Gordura: 25,2g
Proteína: 12,5g
Carboidratos: 25,4g
Ingredientes:
- 2 xícaras de nozes
- 1 xícara de nozes
- 2 xícaras de amêndoas
- 1 xícara de sementes de abóbora
- 1 xícara de oxicocos secos
- 1 xícara de pó de proteína de baunilha de sua escolha
- ½ xícara de tâmara
- ½ xícara de passas
- ½ xícara de farinha de coco
- ¼ xícara de xarope de bordo
- 3 colheres de sopa de óleo de coco
- 1 Colher de Sopa de extrato de baunilha

- 1 ½ colher de chá de canela
- 1 ½ colher de chá de melaço

Instruções:

Comece por pré-aquecer o seu forno a 220 graus. Enquanto o forno está aquecendo, forre uma assadeira e espalhe suas nozes e nozes para que você possa assá-las.

Uma vez que seu forno nos pré-aquecido, assar as nozes por 30 minutos até que estejam perfumadas. Retire as nozes do forno e reserve.

Aumente a temperatura do forno para 230 graus. À medida que o forno aquece de novo, pegue uma panela de 9 "x 13" e engraxe com manteiga de coco.

Em seu liquidificador, combine suas pecãs, nozes e suas amêndoas juntas e pulsar até obter uma pequena consistência de cascalho.

Despeje esta mistura de nozes em uma tigela e acrescente seus oxicocos, sementes de abóbora, tâmaras, proteína em pó, passas, xarope de bordo, farinha de coco, extrato de baunilha, óleo de coco, melaço e canela. Use uma espátula de silicone para misturar bem esses ingredientes.

Uma vez misturados, coloque esses ingredientes na sua panela untada. Coloque a panela no forno pré-aquecido e cozinhe por 40 minutos ou até dourar.

## *Vitamina de framboesa tropical*

Porções: 2

Calorias: 373

Gordura: 14.2g

Proteína: 3.6g

Carboidratos: 64,8 g

Ingredientes:

- 2 bananas cortadas em pedaços
- 1 xícara de framboesas congeladas
-2 colheres de sopa de pecãs cortados ao meio
-1 Colher de Sopa de óleo de coco
- 1 Colher de Sopa de farinha de semente de linho
- 1 data sem caroço
- 16 fl. oz. agua

Instruções:

Coloque todos os ingredientes no liquidificador e bata até ficar homogêneo. Despeje em um copo e sirva!

## *Tigela de Frutas Tropical*

Porções: 1
Calorias: 317
Gordura: 16.3g
Proteína: 3.3g
Carboidratos: 45g
Ingredientes:
- 1 banana fatiada
- ½ xícara de fatias de pêssego congeladas
- 2 colheres de sopa de molho de maçã natural
- 2 colheres de sopa d'agua
- 2 colheres de chá de óleo de coco
- 1 Colher de Sopa de coco ralado sem açúcar (para cobertura)
- 1 Colher de Sopa de amêndoas fatiadas (para cobertura)
-1 Colher de Sopa de passas (para cobertura)
**Instruções:**

Em um liquidificador, combine seus pêssegos, ½ sua banana, maçã, óleo de coco e água e misture até obter uma consistência suave.

Despeje seus ingredientes misturados em uma tigela e organize a banana restante em cima da vitamina. Polvilhe seu coco, passas e amêndoas por cima e sirva!

### *Ovos mexidos e tomate*

Porções: 3
Calorias: 264
Gordura: 19,7g
Proteína: 14,5g
Carboidratos: 9,2 g
Ingredientes:
- 2 colheres de sopa de óleo de abacate
- 6 ovos batidos
- 4 tomates em fatias
- 2 cebolas verdes cortadas
**Instruções:**
Em uma frigideira grande, aqueça 1 colher de sopa de seu óleo de abacate em fogo médio. Uma vez aquecida, cozinhe seus

ovos mexendo com uma espátula de silicone até que estejam quase cozidos. Depois de quase cozido, deslize seus ovos em um prato.

Agora, adicione o restante do óleo de abacate à frigideira e cozinhe os tomates até que a maior parte do líquido tenha desaparecido. Agora, coloque seus ovos de volta na frigideira e adicione suas cebolas verdes. Agite todos esses ingredientes por 45 segundos ou mais até que seus ovos estejam cozidos.

### Bebês holandeses deliciosos

NOTA: Esta receita contém manteiga!
Porções: 6
Calorias: 297
Gordura: 25g
Proteína: 9,4g
Carboidratos: 10g
Ingredientes:
- Manteiga de 1/3 xícara (alimentada com capim)
- 8 ovos

- 1 xícara de leite de coco
- ¼ xícara de farinha de castanha
- 1/3 xícara de pó de araruta
- 1 colher de chá de extrato de limão
- Pó de Stevia 1g
- ½ colher de chá de sal marinho

**Instruções:**

Comece por pré-aquecer o forno a 425 graus.

Enquanto seu forno aquece, pegue uma caçarola de 9 "x 13" e coloque sua manteiga nela. Uma vez que o forno tenha pré-aquecido, coloque o prato no forno para que sua manteiga possa derreter. Quando a sua manteiga derreter e dourar, retire o prato do forno.

Agora, em seu liquidificador, pulse seus ovos até que estejam completamente lisos. Uma vez suave, despeje o extrato de limão, leite de coco, sal marinho, stevia, farinha de castanha e pó de araruta. Misture esses ingredientes até que estejam completamente lisos.

Despeje sua mistura de pó de araruta misturada sobre sua manteiga derretida na caçarola. Agora, coloque a caçarola no forno e cozinhe por 20 minutos ou até que o meio do prato esteja assentado e as bordas estejam marrons.

### Ovos em Abacates

Porções: 2
Calorias: 248
Gordura: 20,9 g
Proteína: 9g
Carboidratos: 9,2 g
Ingredientes:
- 1 abacate cortado ao meio e sem caroço
- 2 ovos
- 2 fatias de bacon cozidas desintegradas
- 2 colheres de chá de cebolinha picada fresca
- 1 pitada de salsa seca
- Sal marinho e pimenta do reino a gosto
Instruções:
Pré-aqueça seu forno a 425 graus.
Enquanto seu forno pré-aquece, quebre seus ovos em uma tigela pequena.
Agora, pegue uma assadeira grande o suficiente para caber as duas metades do

seu abacate. Defina o seu lado de pele de abacate para baixo e muito cuidadosamente colher as gemas de seus ovos para os buracos no centro das metades de abacate. Encha o resto do buraco de abacate com a clara de ovo.

Depois de ter enchido os centros de ambos os seus abacates, polvilhe cada abacate preenchido com salsa, cebolinha, sal e pimenta.

Quando o seu forno tiver pré-aquecido, asse os seus abacates com ovo durante 15 minutos ou até os ovos ficarem bem cozidos. Quando cozido completamente, coloque o bacon em cima de cada metade do abacate e sirva.

### *Vitamina de café da manhã de banana*

Porções: 2
Calorias: 250
Gordura: 12g
Proteína: 5,4g
Carboidratos: 34,9 g
Ingredientes:

- 2 bananas
- 1 xícara de fatias de pêssego congeladas
-1 Colher de Sopa de sementes de cânhamo
- 2 xícaras de água
- 2 colheres de sopa de manteiga de amêndoa

Instruções:

Pegue o liquidificador e adicione as bananas. Em cima de suas bananas adicione sua manteiga de amêndoa, pêssegos fatiados e sementes de cânhamo. Adicione a sua água e purê até obter um líquido completamente liso. Despeje em copos e sirva!

**Capítulo 5: 12 receitas de almoço Paleo**

O almoço é outro aspecto importante da dieta paleo porque garante que você coma em intervalos regulares ao longo do dia! Vamos dar uma olhada em doze das nossas receitas de almoço paleo favoritas!

### *Sopa De Curry De Batata Doce*

Porções: 4
Calorias: 340
Gordura: 12.8g
Proteína: 6,3 g
Carboidratos: 53.3g
Ingredientes:
- 3 batatas doces descascadas e cortadas em cubos
-      2 xícaras de caldo de carne
- 1 xícara de leite de coco sem açúcar
- 1 chalota picada
-           2 colheres de sopa de xarope de bordo
-      2 colheres de chá de curry em pó
-      1 colher de chá de sal marinho
-      1 colher de chá de pimenta em pó

- 1 colher de chá de colorau

**Instruções:**

Em uma panela grande em fogo médio-alto, adicione suas batatas doces ao seu caldo de carne. Cozinhe por cerca de 10 minutos ou até que todas as suas batatas doces estejam macias.

Uma vez que suas batatas doces são tenras, amasse-as no caldo com um espremedor de batatas.

Depois de ter esmagado as batatas doces, acrescente o restante dos ingredientes à panela e cozinhe por cerca de 10 minutos ou até que tudo esteja aquecido.

Quando sua sopa estiver aquecida, retire-a do fogo e use um liquidificador de imersão para alisar antes de servir.

## *Wrap de Salada de Frango com Abacate*

Porções: 4
Calorias: 471
Gordura: 25,5g
Proteína: 42.7g
Carboidratos: 21.6g
Ingredientes:

- 2 abacates descascados e triturados
- 1 limão
-2 colheres de sopa de manjericão fresco picado
- ½ colher de chá de sal de alho
- ½ colher de chá. Pimenta preta
- 4 xícaras de frango cozido picado
- ¼ xícara de passas ou sultanas
- ¼ xícara de nozes picadas
- 2 cabeças de folhas de alface

**Instruções:**

Em uma tigela, misture seus abacates com manjericão, suco de limão, pimenta e sal de alho e, usando um garfo, misture-os.

Uma vez que sua mistura de abacate é bem combinada e amassada, adicione suas passas ou sultanas, frango e nozes e mexa com uma espátula de silicone para misturar bem os ingredientes.

Coloque suas folhas de alface e junte a salada de frango a elas e enrole.

### _Muffins De Ovos_

Porções: 12

Calorias: 89

Gordura: 7,1 g

Proteína: 5,2g

Carboidratos: 1,2g

Ingredientes:

- 4 fatias de bacon cozido

- ½ xícara de cebola picada

- ½ xícara de espinafre picado

-2 colheres de sopa de azeite

- ½ xícara de cogumelos picados

- 6 ovos batidos

- ¼ xícara de queijo feta se desintegra

**Instruções:**

Comece por pré-aquecer o forno a 450 graus.

Enquanto o forno aquece, cubra os muffins com forros de papel e unte-os com azeite.

Agora, pegue uma frigideira e use sua gordura de preferência para engraxar. Em fogo médio, aqueça sua frigideira e adicione seus cogumelos, espinafre e cebola. Cozinhe esses ingredientes até que suas cebolas estejam macias. Tire a frigideira do fogo e reserve.

Em um liquidificador, pulse sua cebola, espinafre e mistura de cogumelos até obter uma consistência suave.

Pegue uma tigela e despeje a mistura de cebola nela. Adicione o seu queijo feta, ovos e bacon e misture com uma espátula de silicone até que tudo esteja uniformemente misturado. Despeje sua mistura em seus copos de muffin.

Asse os seus muffins no seu forno pré-aquecido por 35 minutos ou até que seus muffins estejam cozidos.

## *Marinara de Ovos*

Porções: 4
Calorias: 126
Gordura: 6,7g
Proteína: 7,4g
Carboidratos: 9g
Ingredientes:
- 4 ovos
- 1 xícara de molho marinara paleo friendly
- 1 xícara de água
**Instruções:**

Comece por pré-aquecer o forno a 350 graus.

Enquanto o seu forno pré-aquece, aqueça o seu copo de água até obter vapor, mas não está a ferver. Tire a água do vapor do fogo e despeje-a no fundo de uma caçarola.

Agora, pegue quatro ramekins e adicione ¼ xícara de seu molho marinara em cada ramekin. Crack um ovo sobre cada ramekin de marinara e, em seguida, coloque os ramekins para a caçarola.

Depois de colocar todos os quatro ramekins na caçarola, adicione mais água para se certificar de que cada ramekin é coberto até a metade do caminho.

Quando o forno estiver pré-aquecido, coloque a caçarola no forno e asse por 25 minutos ou até que os ovos estejam cozidos.

### *Cozido de Bife Paleo*

Esta receita inclui manteiga!
Porções: 6

Calorias: 282

Gordura: 11.3g

Proteína: 23,3g

Carboidratos: 22g

Ingredientes:

- 1 ½ libras de carne de guisado de carne em cubos

- 2 colheres de sopa de manteiga (alimentada com capim)

- 1 cebola em cubos

- 1 ½ xícaras de cenoura

- 1 ½ xícaras de batatas picadas (batata doce, se preferir)

- 3 folhas de louro secas

- 1 lata (10.75 oz.) Sopa de tomate

- 1 ½ latas de sopa de água

-1 Colher de Sopa de molho de bife

- 1 pacote (1 oz.) de sopa de cebola seca

- ½ colher de chá de tempero de pimenta limão

**Instruções:**

Em um fogão lento, adicione sua carne e manteiga. Em cima da carne, adicione suas cenouras, cebola, batatas e folhas de louro.

Em uma tigela, misture o molho de carne, água, sopa de tomate e sopa de cebola. Uma vez que eles estão bem misturados, adicione os ingredientes líquidos para o fogão lento e jogue seu tempero de pimenta limão por cima.

Cubra o seu fogão lento e cozinhe em fogo baixo por 8 a 10 horas até que sua carne esteja macia.

### *Sopa de couve-flor*

Esta receita contém manteiga!

Porções: 4

Calorias: 142

Gordura: 7,7g

Proteína: 7,9g

Carboidratos: 12,3 g

Ingredientes:

-2 colheres de sopa de manteiga (alimentada com capim)

- 1 xícara de cebola picada

- 5 xícaras de couve-flor picada

- 2 dentes de alho picados

- 5 xícaras de caldo de galinha com baixo teor de sódio

-1 colher de chá de sal marinho

- ¾ Colher de chá de Pimenta preta

-1 colher de chá de óleo de trufa branca

**Instruções:**

Em uma panela grande, derreta a manteiga. Uma vez derretido, adicione as cebolas e cozinhe até ficarem macias.

Quando suas cebolas estiverem macias, acrescente seu alho às cebolas e acrescente sua couve-flor. Cozinhe até que sua couve-flor esteja amolecida. Adicione o caldo de galinha e sal e pimenta para a panela e mexa para misturar bem.

Cubra a panela e deixe a sopa ferver por 25 minutos ou até que a couve-flor esteja completamente macia.

Após 25 minutos, retire a sopa do fogão e use um liquidificador de imersão para misturar até ficar homogêneo. Regue o topo de cada tigela com o óleo de trufas antes de servir.

## *"Pizza" Paleo*

Doses: 6

Calorias: 506

Gordura: 27.8g

Proteína: 56,5g

Carboidratos: 5.1g

Ingredientes:

- 2 libras carne moída extra magra (se possível, moer o seu próprio)
- 2 ovos
- ½ xícara de queijo parmesão ralado
- 12 oz. queijo mozzarella ralado
- 1 xícara de molho de tomate
- 3,5 oz. fatias de calabresa
-       1 Colher de Sopa de sal
-              1 colher de chá de sementes de alcaravia
-       1 colher de chá de orégano
-       1 colher de chá de sal de alho
-       1 colher de chá de Pimenta preta
-       1 colher de chá de flocos de pimenta vermelha

**Instruções:**

Comece por pré-aquecer o forno a 450 graus.

Enquanto o seu forno pré-aquece, pegue uma tigela e junte as sementes de alcaravia, o sal, o sal de alho, o orégano, os flocos de pimenta vermelha e a pimenta-do-reino. Misture bem esses ingredientes secos.

Em uma tigela, misture seus ovos e carne e use as mãos para misturá-las bem. Jogue seus ingredientes secos que você acabou de misturar na sua mistura de carne. Adicione seu queijo parmesão também. Misture bem esses ingredientes.

Unte uma assadeira de 12 "x 17" e pressione a carne na assadeira o mais uniformemente possível.

Uma vez que seu forno é pré-aquecido, assar seu prato por 10 minutos ou até que a carne não é mais rosa. Retire o seu prato do forno e retire o excesso de gordura.

Agora, abaixe o rack em seu forno até que esteja a 6 "do elemento de aquecimento e ligue o forno".

Polvilhe sua carne com 1/3 do seu queijo mozzarella, em seguida, despeje o molho de tomate sobre o queijo. Agora espanar outro 1/3 do seu queijo mozzarella sobre o molho de tomate. Em cima da segunda camada de queijo mozarela coloque o seu pepperoni e cubra com o resto da sua mozarela.

Coloque o seu prato de pizza no forno e frite até que o queijo esteja dourado. Retire do forno, corte e sirva!

### *Hambúrgueres Paleo de Peru*

Porções: 8
Calorias: 206
Gordura: 8,6g
Proteína: 22.8g
Carboidratos: 10g
Ingredientes:
- 2 libras de peru à terra
- 1 maçã granny smithpicada
- ¼ xícara de cogumelos picados
- 3 cebolinhas picadas
- 3 colheres de sopa de molho de churrasco paleo aprovado
- 2 colheres de sopa de chutney de manga picante (comprado)
- 2 colheres de sopa de geleia de pimenta vermelha
- 2 shakes de molho inglês

- 1 sal marinho
- 1 pó de alho traço
- Pimenta preta a gosto
- 16 rodadas de sanduíche paleo (não incluídas na informação nutricional)

**Instruções:**

Comece girando sua grelha para fogo médio e certifique-se de que a grade da grelha esteja untada apenas o suficiente para impedir que o hambúrguer grude.

Enquanto sua grelha esquenta, pegue uma tigela grande e misture todos os ingredientes. Use suas mãos para misturar tudo bem. Uma vez misturados, formar 8 rissóis dos ingredientes misturados e coloque-os em um prato.

Cozinhe seus hambúrgueres na grelha até que estejam cozidos.

Uma vez cozido, coloque o hambúrguer de hambúrguer de peru entre as rodelas de sanduíches e coma como hambúrguer!


### _Salada de couve de pecorino_

Porções: 4

Calorias: 317
Gordura: 24,5g
Proteína: 9.3g
Carboidratos: 18g
Ingredientes:
- 3 fatias de pancetta picada
- 1 lata (14 oz.) Corações de alcachofra esquartejados e esquartejados
- 1 ramo de couve picado
- ¼ xícara de azeite
- 1 limão espremido
- 1 colher de chá de sal marinho
- ¾ Colher de chá de Pimenta preta
- ¼ xícara de queijo pecorino ralado

**Instruções:**

Em uma frigideira, aqueça 1 colher de sopa. do seu azeite em fogo médio. Uma vez quente, adicione sua pancetta na panela e cozinhe até que esteja crocante. Uma vez crocante, retire da panela e reserve em uma toalha de papel para drenar.

Na mesma frigideira que você usou para a pancetta, cozinhe seus corações de alcachofra até dourar. Depois de dourar, ponha os corações de alcachofra de lado e desligue o fogo.

Agora, pegue uma tigela grande e jogue a couve. Coloque os seus corações de alcachofra porpor cima e depois os cubra com a pancetta. Polvilhe 3 colheres de sopa de seu azeite de oliva sobre sua mistura de salada, seguida de seu suco de limão. Sal e pimenta a salada ao seu gosto e, em seguida, misture tudo para combinar bem.

Antes de servir raspe o queijo pecorino por cima!

### *Hambúrgueres de Salmão*

Porções: 4
Calorias: 231
Gordura: 15.7g
Proteína: 19,9 g
Carboidratos: 2.3g
Ingredientes:
- 7,5 oz. salmão selvagem do Alasca cozido e picado

- ¼ xícara de farinha de amêndoa
-   3 ovos
-   2 colheres de sopa de azeite
-   Sal e pimenta a gosto
- 8 rodadas de sanduíche paleo (não incluídas na informação nutricional)

**Instruções:**

Em uma tigela, misture seu salmão, ovos, farinha de amêndoa, sal e pimenta e 1 colher de sopa de azeite. Use as mãos para misturar bem os ingredientes e depois faça 4 hambúrgueres. Deixe seus hambúrgueres de lado.

Em uma frigideira em fogo médio, aqueça 1 colher de sopa de seu azeite e cozinhe seus rissóis até que estejam aquecidos durante todo o tempo e bronzeado do lado de fora.

Sirva como está, ou sirva entre duas rodelas de sanduíches, se quiser!

### _Salsicha de peru e brócolis Rabe_

Porções: 2
Calorias: 688

Gordura: 54,6 g
Proteína: 32.4g
Carboidratos: 18,7g
Ingredientes:
- 4 fatias de salsicha italiana de peru
- 3 colheres de sopa de azeite
- 2 dentes de alho picados
- 2 cachos aparados brócolis rabe
- Raspas de limão a gosto
- Traço de pimenta vermelha
- Sal marinho a gosto
- ½ limão

**Instruções:**
Em uma frigideira grande, aqueça um pouco do seu azeite em fogo médio - o suficiente para cobrir o fundo da frigideira. Uma vez que seu azeite está quente, adicione suas fatias de salsicha e cozinhe-as até ficarem marrons. Quando a salsicha estiver dourada, adicione o alho e cozinhe por um minuto, mexendo. Tenha cuidado para que seu alho não queime.

Agora adicione o rabe de brócolis e mexa para misturar. Adicione as raspas de limão à sua frigideira ao seu gosto e, em seguida, adicione uma pitada de pimenta vermelha e uma pitada de sal marinho. Misture para revestir os brócolis rabe.

Cozinhe por 15 minutos até que seus brócolis estejam murchado. Uma vez murcha, esprema seu limão sobre seus ingredientes na panela.

Emprate sua salsicha de peru, brócolis rabe mistura e sirva.

## *Bruschetta Paleo*

Porções: 4

Calorias: 169

Gordura: 14.1g

Proteína: 2.6g

Carboidratos: 8,6g

Ingredientes:

- 1 lata de alcachofra escorrida e picada (14 onças)
- 2 dentes de alho picados
- 1 colher de chá de sal marinho
- ½ colher de chá. Pimenta preta
- ½ pimentão vermelho picado
- ¼ xícara de azeite

- 3 colheres de sopa de manjericão fresco picado
- 2 colheres de sopa de cebola vermelha picada
-1 Colher de Sopa de alcaparras drenadas

**Instruções:**

Em uma tigela grande, misture seus corações de alcachofra com sal marinho, pimenta preta e alho. Certifique-se de misturar bem antes de adicionar seu azeite, pimentão vermelho, cebola e manjericão. Mexa novamente suavemente para misturar. Adicione suas alcaparras ao topo da sua mistura e prato!

## Capítulo 6: 12 receitas de jantar Paleo

Para muitas pessoas, o jantar é a refeição mais importante do dia, não só porque fornece uma porção significativa de sua nutrição, mas também porque permite o vínculo familiar. Abaixo, cobrimos doze de nossas receitas de jantar de paleo favoritas que você pode fazer junto com sua família para incentivar a alimentação saudável da família!

### *Pimentão Paleo*

Porções: 4
Calorias: 380
Gordura: 17,2 g
Proteína: 33g
Carboidratos: 26,4g
Ingredientes:
- linguiça de porco moída picante ½ libras (peru, se preferir)
- 1 quilo bisão
- 4 dentes de alho picados
- 1 xícara de pimentão vermelho picado

- 1 xícara de pimentão verde picado
- 1 xícara de cebola amarela picada
- 1 ½ colher de chá de óleo de coco
- 1 xícara de água fervente
- 1 pimenta chipotle seca (sem haste)
- 1 Colher de Sopa. Pimenta em pó
-1 Colher de Sopa de cominho
-1 colher de chá de orégano
-1 colher de chá pó de cacau sem açúcar
-1 colher de chá de molho Worcestershire
- 1 lata (28 oz.) Tomate esmagado
- 1 ½ colher de chá de sal marinho
- ½ colher de chá. Pimenta preta

Instruções:

Pegue sua água fervente e coloque a pimenta chipotle na água e deixe de molho por 10 minutos ou até que fique macia. Uma vez macio, pegue a pimenta da água e pique finamente.

Agora, em uma panela grande, derreta seu óleo de coco em fogo médio. Uma vez que o óleo de coco é derretido, adicione o pimentão verde, cebola e pimentão vermelho e mexa. Deixe cozinhar por 5 a 10 minutos ou até que suas pimentas estejam macias.

Uma vez que suas pimentas estejam macias, adicione sua pimenta chipotle e seu alho e misture a mistura. Deixe os ingredientes cozinhar por cerca de um minuto antes de mexer em sua carne de salsicha e bisão. Deixe cozinhar por cerca de 10 minutos ou até que sua carne esteja cozida.

Quando a carne estiver dourada, misture o orégano, a pimenta em pó, o cominho, o cacau em pó e o molho Worcestershire na panela. Misture bem e adicione os tomates esmagados, sal e pimenta preta. Mexa novamente e deixe seus ingredientes ferverem.

Depois que seus ingredientes ferverem, diminua a temperatura e deixe ferver por cerca de 10 minutos. Servir!

### *Carbonara Paleo*

Porções: 4
Calorias: 428
Gordura: 28.7g
Proteína: 12,9 g

Carboidratos: 34,4g

Ingredientes:

- 1 polpa de espaguete com metade de sementes
- 8 fatias de bacon
- ¼ xícara de azeite
- 1 tomate picado
-1 colher de chá de sal marinho
-1 colher de chá de Pimenta preta
- 4 gemas
- 3 raminhos de manjericão

**Instruções:**

Comece por pré-aquecer o forno a 400 graus.

Enquanto o seu forno pré-aquece, pegue uma assadeira coberta e coloque as metades de abóbora com a casca para baixo.

Uma vez que seu forno é pré-aquecido, assar sua abóbora por 45 minutos ou até que esteja completamente macia. Quando sua abóbora estiver macia durante todo o tempo, raspe o interior da abóbora em uma tigela com um garfo.

Agora, pegue uma frigideira grande e em fogo médio-alto, aqueça o azeite. Uma vez quente, adicione o bacon e cozinhe até dourar. Uma vez que seu bacon esteja cozido, misture seus fios de abóbora. Cozinhe até que a abóbora esteja completamente amolecida e adicione o tomate, o sal e a pimenta. Mexa seus ingredientes e tire a frigideira do fogo.

Adicione as gemas à sua frigideira e junte a polpa sem deixar que ela toque no metal da frigideira. Sua mistura de abóbora ficará cremosa na textura. Divida a sua mistura entre taças e jogue o seu manjericão por cima!

### *MeatloafPaleo*

Porções: 10
Calorias: 290
Gordura: 17.8g
Proteína: 25,9 g
Carboidratos: 5g
Ingredientes:
- 3 fatias de bacon cortadas em 10
- 1 ovo levemente batido
- 1 2/3 libras carne moída magra

-Sal e pimenta a gosto

- 1 pitada de salsa fresca picada

- 1 pitada de tomilho fresco picado

- 3 dentes de alho picados

- 1 xícara de folhas de espinafre

- 1 lata em cubos (14.5 oz) tomates assados no fogo

- ¾ xícara de cebola picada

- ¾ xícara de cenoura cortada

- 1 Colher de Sopa de óleo de coco

**Instruções:**

Em uma panela grande, aqueça seu óleo de coco em fogo médio. Depois de aquecido, adicione a cebola e as cenouras e cozinhe até que estejam um pouco amolecidas. Uma vez amolecido um pouco, coloque o seu espinafre, tomate, tomilho, alho, sal, salsa e pimenta preta. Misture bem. Deixe a sua mistura ferver e reduza o fogo para médio-baixo.

Deixe o seu pote ferver por 20 minutos antes de tirá-lo do fogo e deixe descansar por 10 minutos para esfriar.

Enquanto espera, aqueça previamente o forno a 400 graus e cubra uma assadeira com papel alumínio.

Agora que seu pote de ingredientes esfria um pouco, use um liquidificador de imersão e misture até obter uma consistência suave.

Em uma tigela grande, combine sua mistura de purê, ovo e carne moída. Você pode usar as mãos, mas se o purê ainda estiver quente demais, use uma espátula de silicone para misturar tudo.

Agora, quebre sua mistura em dez partes e faça cada pedaço de mistura de bolo de carne com a forma de um pão. Coloque os pães na assadeira e coloque um pedaço de bacon em cima de cada mini bolo de carne.

Asse os seus meatloaves no seu forno pré-aquecido por 45 minutos ou até que estejam cozidos durante todo o tempo. Servir!

### Bolinhos De Caranguejo Paleo

Doses: 6
Calorias: 114
Gordura: 6,8 g

Proteína: 9,7g
Carboidratos: 4,3 g
Ingredientes:
- 1 libras carne fresca de caranguejo fixo
- 1 ovo
-2 colheres de sopa de maionese
-1 colher de chá. Mostarda de Dijon
- ½ colher de chá de molho Worcestershire
- ¼ colher de chá. Molho Tabasco
- ¼ colher de chá de suco de limão
- 1 ½ colher de chá de tempero de frutos do mar
- Pimenta preta a gosto
- ¼ xícara de farinha de amêndoa
-1 Colher de Sopa de pimenta vermelha em cubos
- 2 colheres de chá de cebola verde em fatias
- 1 Colher de Sopa de salsa picada
- 1/3 xícara de farinha de amêndoa
**Instruções:**
Comece por untar uma assadeira.
Em uma tigela, misture a maionese, o ovo, o molho Worcestershire, a mostarda Dijon, o suco de limão, o molho Tabasco, o tempero de frutos do mar e a pimenta

preta. Mexa juntos usando uma espátula de silicone, certificando-se de misturar tudo bem juntos.

Em uma tigela limpa, coloque a carne de caranguejo e coloque a mistura de ovos na carne. Use as mãos para misturar a carne de caranguejo e a mistura de ovos. Uma vez bem misturado, adicione em seus pimentões, ¼ xícara de sua farinha de amêndoa, pimenta vermelha, parley e cebolinha. Use as mãos para misturar todos os seus ingredientes novamente.

Agora, quebre sua mistura em seis porções pares e use suas mãos para fazer um hambúrguer com cada porção de seus ingredientes. Deixe seus hambúrgueres de lado.

Em uma tigela limpa, deixe o resto da farinha de amêndoa. Pegue cada um de seus hambúrgueres e cubra-os com a farinha de amêndoa e coloque-os em sua assadeira.

Coloque seus hambúrgueres na geladeira por uma hora.

Uma vez que os hambúrgueres tenham terminado de esfriar na geladeira, pré-aqueça seu forno a 400 graus. Quando o forno tiver pré-aquecido, asse os seus bolos de caranguejo durante 20 minutos ou até que os bolos estejam dourados.

## Tilápia de coco

Porções: 4
Calorias: 462
Gordura: 26,5 g
Proteína: 32,9 g
Carboidratos: 24,7g
Ingredientes:
- 4 filés de tilápia (4 oz cada)
- 3 ovos batidos
- ½ xícara de farinha de coco
- ¾ xícara de coco em flocos sem açúcar
- 2 colheres de sopa de óleo de coco
- Sal marinho a gosto
**Instruções:**
Comece adicionando seu óleo de coco a uma frigideira grande e aquecendo-o em fogo médio-alto.
Como seu óleo aquece, pegue um prato e junte a farinha de coco, sal e coco. Agora

pegue um pincel de silicone e pincele a mistura de ovo batido em ambos os lados de cada filé de tilápia. Draga os filés através de sua mistura de farinha de coco, certificando-se de cobrir os dois lados. Uma vez empanado, coloque cada filé sobre um prato limpo e seco, sem empilhá-los uns sobre os outros.

Com cuidado, coloque os filés à milanesa e cozinhe até dourar dos dois lados. Quando cozidos, os filés devem ser todos crocantes.

### *Stir Fry de Coco*

Porções: 4
Calorias: 372
Gordura: 24,2g
Proteína: 25,8g
Carboidratos: 16g
Ingredientes:
- 1 quilo de peito de frango picado
- 1 ½ xícaras de leite de coco
- 1 Colher de Sopa de gengibre picado
- 1 Colher de Sopa de limonada
-1 Colher de Sopa de molho de peixe

- 1 colher de chá de molho de ostras
- 2 colheres de chá de alho picado
- ½ colher de chá de Sriracha
- 2 colheres de sopa de açúcar
- 1 Colher de Sopa de óleo de abacate
- ½ cebola cortada
- 1 ½ colher de chá de curry em pó
- 2 xícaras de floretes de brócolis

**Instruções:**

Comece tomando uma tigela grande e combinando o leite de coco, suco de limão, gengibre, molho de ostra, molho de peixe, Sriracha, alho e açúcar juntos. Misture bem esses ingredientes para distribuí-los.

Agora, pegue uma frigideira grande em fogo médio-alto e aqueça o óleo de abacate. Uma vez aquecida, adicione o frango até que esteja cozido. Quando o frango estiver cozido, reserve em um prato e cubra-o para mantê-lo aquecido.

Em seguida, adicione sua cebola e curry em pó na mesma frigideira que você acabou de usar e cozinhe até a cebola ficar macia. Uma vez tenra, misture seu brócolis e cozinhe por mais alguns minutos. Agora misture sua mistura de leite de coco desde o primeiro passo e deixe ferver.

Uma vez que o conteúdo da sua frigideira estiver fervendo, abaixe o fogo para médio e deixe tudo ferver por 4 minutos. Após 4 minutos, adicione o frango de volta à frigideira e continue cozinhando até que todos os vegetais estejam macios e o frango esteja aquecido.

### *Stir fry de Camarão*

Porções: 4
Calorias: 388
Gordura: 31.7g
Proteína: 21.1g
Carboidratos: 5,9g
Ingredientes:
- 24 camarões grandes e descascados
- ½ xícara de suco de limão
- 1 cebola amarela picada
- ½ xícara de azeite
- 3 dentes de alho picados
-1 Colher de Sopa de raspas de limão
- 1 Colher de Sopa de gengibre ralado

-1 colher de chá de Açafrão moído
-1 Colher de Sopa de óleo de côco
**Instruções:**
Em uma tigela grande, misture a cebola, o suco de limão, o alho, o azeite de oliva, o gengibre, as raspas de limão e açafrão. Misture bem esses ingredientes para combiná-los. Uma vez misturado, coloque o camarão para esta mistura, cubra a tigela e coloque-o na geladeira durante a noite para deixar a marinada de camarão.

Na manhã seguinte, pegue a mistura de camarão da geladeira. Retire o camarão da marinada e deixe a marinada de lado.

Em fogo médio-alto, derreta o óleo de coco em uma frigideira grande. Uma vez derretido, adicione o camarão à frigideira e cozinhe até que estejam cozidos. Quando o camarão estiver cozido, despeje a marinada reservada na frigideira e continue mexendo enquanto a marinada começa a ferver.

Sirva com a marinada aquecida.


### *Lombo de Porco Temperado*

Porções: 8
Calorias: 216
Gordura: 10g
Proteína: 18,9 g
Carboidratos: 12,5 g
Ingredientes:
- 2 libras lombo de porco magro sem osso em cubos
-2 colheres de sopa de amido de batata
- ½ xícara de suco de laranja espremido na hora
-1 Colher de Sopa de curry em pó
-1 colher de chá de caldo de frango granulado
- ½ colher de chá de gengibre moído
- ¼ colher de chá de canela em pó
- ½ colher de chá de sal
- 1 maçã descascada, descascada e picada
- 1 cebola amarela picada
- 1 dente de alho picado
- xícara de uva
- ¼ xícara de coco em flocos sem açúcar
-2 colheres de sopa de água fria
**Instruções:**
Retire seu fogão lento e jogue em seu suco de laranja, caldo de frango, curry em pó,

canela, gengibre e sal. Misture bem esses ingredientes para dispersá-los.

Adicione a maçã, o alho, a cebola, o coco e as passas da avó, e mexa novamente. Em seguida, coloque o seu porco em cima dos ingredientes que você já adicionou ao seu fogão lento.

Em uma tigela pequena, misture bem o amido de batata e a água até não deixar mais grumos. Depois de ter uma mistura suave, misture-o à sua mistura de fogão lento.

Coloque a tampa no fogão lento e cozinhe em fogo baixo por 6 horas, ou até que sua carne esteja macia e cozida.

### *JambalayaPaleo*

Esta receita inclui manteiga!
Porções: 6
Calorias: 260
Gordura: 8.5g
Proteína: 31,8g
Carboidratos: 14,5g
Ingredientes:

- 1 libra de camarão descascado, preparado e cozido
- Peito de frango cozido, picado e resfriado
- 1 xícara de caldo de frango com baixo teor de sódio
-1 colher de chá de molho picante
-2 colheres de sopa de tempero cajun
- 2 abobrinhas em cubos
- 3 pimentões verdes cortados e sem sementes
- 1 lata de tomate esmagado (14 onças)
- 6 dentes de alho picados
- 2 salsichas andouille cortadas na vertical cortadas em pedaços.
- 1 cebola amarela picada
-1 Colher de Sopa de manteiga (alimentada com capim )
-1 Colher de Sopa de azeite

**Instruções:**

Em uma panela grande em fogo médio, aqueça sua manteiga e azeite. Uma vez que sua manteiga derreta, coloque a salsicha e a cebola. Mexa e cozinhe esses ingredientes até que suas cebolas comecem a ficar marrons.

Uma vez que as cebolas estejam douradas, adicione o alho e mexa bem. Cozinhe por 2 minutos e adicione os tomates esmagados, a abobrinha, o pimentão verde, o molho picante, o tempero Cajun e o caldo de galinha. Mexa para misturar bem e deixe seus ingredientes ferverem.

Quando os ingredientes começarem a ferver, abaixe o fogo para deixar a mistura ferver. Deixe este pote ferver até que todo o seu líquido tenha evaporado, certificando-se de mexer periodicamente para evitar grudar na panela. Levará cerca de 15 minutos para o líquido cozinhar.

Após o líquido ter sido cozido, adicione o camarão e o frango, mexa e deixe no fogo até que o camarão e o frango estejam quentes.

### *Stir Fry de Porco*

Porções: 4
Calorias: 308
Gordura: 18g
Proteína: 22,4g

Carboidratos: 14,4g

Ingredientes:

- 1 lombo de porco em fatias finas
- 4 dentes de alho picados
-1 Colher de Sopa de gengibre picado
- ½ xícara de coentro picado
- ¼ xícara mais 2 colheres de sopa de azeite
- 2 cebolas amarelas cortadas
- 1 pimentão vermelho fatiado
-1 Colher de Sopa de limonada
- ½ xícara de coentro picado

**Instruções:**

Em uma tigela de cerâmica, misture ½ xícara de coentro, ¼ xícara de azeite de oliva, alho e gengibre. Misture bem os ingredientes e adicione o lombo de porco. Misture tudo para revestir o lombo de porco com os ingredientes uniformemente.

Uma vez que seu lombo de porco é coberto uniformemente, cubra a tigela e coloque-o na geladeira para marinar durante a noite

Na manhã seguinte, pegue sua carne de porco e marinada na geladeira e retire a carne de porco da marinada. Agite a carne bem sobre a tigela para deixar qualquer marinada extra escorrer. Jogue fora sua marinada.

Em uma frigideira grande, aqueça 1 colher de sopa. de azeite em fogo alto. Uma vez que o azeite esteja quente, adicione suas cebolas e mexa enquanto elas cozinham. Cozinhe até a cebola ficar macia e adicione o pimentão vermelho. Mexa a cebola e pimenta e deixe cozinhar por 3 minutos.

Após 3 minutos, adicione o seu porco à sua frigideira, coloque o sumo de lima e junte ½ xícara do seu coentro. Deixe esta mistura cozinhar enquanto mexendo. Uma vez que seu coentro começa a murchar, retire a mistura do fogo e sirva.

## *Frango com Gengibre*

Porções: 6
Calorias: 309
Gordura: 6,7g
Proteína: 18.3g
Carboidratos: 47,3 g

Ingredientes:
- 2 peitos de frango desossados e sem pele
- 2 colheres de sopade azeite
- ¼ a mais ½ xícara de mel
-2 colheres de sopa de gengibre picado
- 2 pimentões vermelhos picados
- 1 cebola amarela cortada em oitava
- 1 cabeça de brócolis picada
- 1 xícara de abacaxi descascado em cubos
**Instruções:**
Em uma frigideira grande, aqueça seu azeite em fogo médio. Uma vez que seu óleo esteja quente, acrescente seu frango, gengibre e ¼ xícara do seu mel. Mexa bem os ingredientes e deixe cozinhar até o frango ficar dourado.

Quando seu frango estiver dourado, adicione o brócolis, o pimentão, a cebola, o mel restante e o abacaxi. Mexa novamente para combinar seus ingredientes juntos.

Cubra sua frigideira e cozinhe até que todos os seus vegetais estejam macias ao mexer durante o cozimento. Servir.

***Frango Adobo***

Porções: 4
Calorias: 458
Gordura: 23.1g
Proteína: 40.4g
Carboidratos: 26,4g
Ingredientes:
- 8 coxas de frango sem pele
- 2 cebolas fatiadas
- 4 dentes de alho esmagados
- 2/3 xícara de vinagre de maçã
- 1/3 xícara de molho de soja com baixo teor de sódio
-1 Colher de Sopa de açúcar mascavo
- 1 folha de louro seca
- Pimenta preta a gosto
- 2 colheres de chá de páprica defumada
- 1 cabeça bok choy cortado em tiras
- 2 cebolas verdes cortadas
**Instruções:**
Retire o seu fogão lento, coloque o vinagre de maçã, cebola, alho, açúcar mascavo, molho de soja e louro e misture bem para combinar. Jogue em pimenta preta a gosto.

Agora, coloque as coxas de frango em cima dos ingredientes em seu fogão lento e espanar a páprica sobre o frango.

Cubra seu fogão lento e cozinhe em fogo baixo por 8 horas até que seu frango esteja bem cozido.

Após 8 horas, ligue o seu fogão lento em fogo alto e, em seguida, jogue o seu bok choy. Mexa para combinar seus ingredientes novamente, cubra o fogão lento e cozinhe por mais 5 minutos.

Reparta a mistura de frango e cubra com cebolinha antes de servir!

## Conclusão

Espero que este livro tenha ajudado a guiá-lo pelos meandros da dieta paleo. Com as informações fornecidas nos capítulos acima, é minha esperança que você não só será capaz de ter sucesso na perda de peso, mas que você também terá sucesso em viver um estilo de vida mais saudável.

Agora que você aprendeu todos os fundamentos do estilo de vida paleo, é hora de dar o salto e começar! Não se assuste com esse novo estilo de vida, é uma melhor opção de estilo de vida e uma ótima maneira de perder peso e permanecer saudável! Quem não quer ser fabuloso e ao mesmo tempo passar pela estação do frio e da gripe sem levar um único dia de doença? Apenas lembre-se, iniciar qualquer nova dieta é um processo. Você vai escorregar e vai cometer erros, mas o importante é que você continue andando! Acreditem em mim, os resultados da vida paleo definitivamente valem a pena!

# Parte 2

## Introdução

Você está cansado e doente de sentir-sedoente ecansado? Alimentar-se de forma não saudável, com alimentos processados sendo impostos a nós nas prateleiras dos supermercados e em praticamente todos os restaurantes fast-food, está tornando as pessoas obesas, doentes e apáticas.

Essa comida nociva, repleta de conservantes, produtos químicos e pesticidas, está causando um número sem precedentes de doenças no país e contribuindo para a maior taxa de obesidade da nossa história.

A dieta americana típica é cheia de carboidratos, gorduras e açúcares e tem muito pouco, se algum, valor nutricional. À medida que nossa vida vai se tornando mais ocupada, nós geralmente sucumbimos aos alimentos que são mais convenientes, tanto econômica quanto prazerosamente, como a típica corrida ao

Drive-Thrucom X-burgers, batatas fritas e refrigerantes.

Além disso, tecnologias modernas e conveniências têm feito com que saiamos menos, contribuindo para um estilo de vida sedentário com pouco exercício. Frequentemente as desculpas para a nossa dieta errada e a falta de exercício são o "muito ocupado" ou "muito cansado".

O resultado é um ciclo sem fim de obesidade, incapacidade de perder peso, dores musculares, constipações, problemas de digestão, falta de energia e uma variedade de doenças como colesterol alto, cardiopatias, pressão arterial alta e muitas doenças autoimunes.

É muito simples. Para sermos saudáveis e termos nossos corpos funcionando como eles foram projetados, temos que mudar nossa dieta e estilo de vida. Nós não podemos continuar com os mesmos hábitos ruins e esperar melhores resultados.

Essa é a proposta da dieta ou estilo de vida Paleo. Não é uma dieta da moda e eu, na verdade, não gosto de usar o termo dieta porque implica em algo temporário. É uma mudança de estilo de vida.

É hora de você mudar de vida. É hora de você começar a viver no estilo Paleo e este livro irá mostrar como fazer isso. Você terá acesso a algumas receitas iniciais ótimas para começar. Vamos lá então!

## O que é a Dieta Paleo?

Vamos fazer uma viagem de volta no tempo. Vamos voltar ao tempo dos nossos antepassados e ver onde foi que tudo começou a dar errado. Precisaremos voltar milhares de anos, voltar aos dias em que nossos ancestrais ainda eram caçadores e colhedores, antes deles se tornarem tão sedentários.

Lá atrás, a humanidade era forte, magra e tinha uma dieta muito mais saudável. Eles trabalhavam por sua comida e aquele trabalho não se resumia em sentarem-se atrás de uma mesa de computador por dez horas todos os dias.

Não havia supermercados e restaurantes com alimentos processados ou pesticidas aplicados em nossas frutas e vegetais. Obesidade e a maioria das doenças, como câncer, não existiam. Então as coisas mudaram.

O plantio e cultivo de grãos começou a mudar nossa dieta e muitos concordarão que essas mudanças, aliadas à produção em massa, iniciou uma tendência nada saudável nos nossos hábitos alimentares.

Na medida em que as pessoas passaram a não precisar trabalhar tão arduamente para conseguir sua comida, nós nos tornamos preguiçosos e começamos a ganhar peso. Durante mais de um milênio, temos adicionado toxinas em nossa alimentação para manter as pragas afastadas, para fazer com que durem mais e sejam "mais saborosas".

Então conhecemos o fastfood. A sedução da conveniência, ótimo gosto e preços acessíveis fizeram o fast-food irresistível a muitos e, provavelmente, ele tem tido um papel importante na obesidade e no aparecimento de muitas doenças como as do coração, que tem sido o maior motivo de morte nos Estados Unidos.

**Os Problemas de Saúde**

Muitos dos problemas de saúde que infestam nosso mundo hoje em dia podem ser atribuídos, em parte, às escolhas do nosso estilo de vida. Obesidade, diabetes, colesterol alto, pressão arterial alta e doenças do coração podem ser, frequentemente, ligadas à nossa dieta. As gorduras, a falta de nutrientes, produtos químicos e conservantes em nossa alimentação estão fazendo coisas terríveis com nossos corpos.

É hora de fazer uma mudança e é hora de aprendermos com nossos antepassados. E é desse modo que a dieta Paleo entra em cena.

## O Reaparecimento da Dieta Paleo

A dietaPaleo é uma resposta ao estilo de vida atual e aos problemas na dieta que muitos de nós estão enfrentando. Comendo e vivendo de um modo mais similar a como os nossos ancestrais viveram, nós podemos remover as toxinas e produtos químicos da nossa dieta e começara viver de uma forma mais saudável.

Além de produtos químicos e conservantes, há outro ponto preocupante na comida de hoje em dia - modificações genéticas. Nos últimos anos, o número de alergias alimentares tem crescido 400%. Hormônios de crescimento em carnes, alimentos irradiados, entre outros, tem causado mudanças corporais e essas mudanças não são para melhor.

Finalmente, pesticidas aplicados na maioria das frutas e vegetais que nós comemos são tóxicos aos nossos corpos. Embora muitas publicações Paleo não tratem da importância de comer alimentos orgânicos, o bom senso diz para eliminarmos todos os produtos químicos de nossa dieta.

O corpo humano está tendo problemas em adaptar-se e processar todos esses alimentos novos, e isso precisa mudar. Torna-se necessário voltar no tempo.

Se você está experimentando algum dos problemas de saúde que citamos, pode ser devido às suas escolhas de alimentação e estilo de vida. Adotar uma dieta Paleo pode fazer uma diferença significativa na sua vida.

É hora de comer e exercitar-se como nossos ancestrais, então vamos aprender como.

**Primeiros Passos**

Só por estar lendo este livro e ter decidido que você quer fazer uma mudança na sua alimentação e no seu estilo de vida você está muito a frente dos outros que ainda estão mergulhados na indecisão. Você pode abraçar o estilo de vida Paleo e mudar seu corpo externamente enquanto, internamente, melhora sua saúde.

**Pensando na Comida**

A maior exigência do estilo de vida Paleo está na mudança dos alimentos que você ingere e na abstenção de todos aqueles que contêm aditivos e conservantes. O único motivo de adicionar esses produtos químicos à alimentação é para dar mais lucro para as companhias que os vendem fazendo-os mais duráveis nas prateleiras dos supermercados e, supostamente, mais saborosos.

Um dos princípios que você precisa ter em mente quando você está em uma dieta

Paleo é o fato de que alimentos naturais, que são o que é bom para você, irão ter um ótimo sabor sem a adição daqueles produtos químicos e aditivos nocivos.

Mais a frente do livro, no Capítulo 5, falaremos dos diferentes tipos de alimentos que você precisa evitar. No Capítulo 4, o assunto será os alimentos que você pode comer.

Pensar nos alimentos que você está colocando no seu corpo é muito importante para o sucesso de um estilo de vida Paleo, especialmente no início. Logo você perceberá que quanto mais simples, melhor. Comprar o alimento certo evitando a tentação da comida rápida, barras de chocolate e lasanhas congeladas logo irá tornar-se a sua natureza.

Eliminar os alimentos empacotados e processados é o primeiro passo para dar início a um estilo de vida Paleo.

## Tornando-se Ativo

Comer direito e simplificar o tipo de comida que você ingere - mas não o gosto - é apenas o começo. Embora uma dieta adequada seja uma parte essencial do estilo de vida Paleo, alimentação saudável é somente metade da batalha.

Você também precisa tornar-se ativo. Você provavelmente já encontrou muitas dietas da moda que alegam mostrar pra você como perder peso apenas com uma mudança da sua dieta e talvez alguns suplementos. Muitas delas podem até funcionar. Entretanto, para manter uma saúde geral ideal, você precisa incorporar exercícios e uma dieta saudável.

Esse conceito provavelmente não é uma revelação para você. Geralmente nós tentamos negar ou procurar alternativas aos exercícios, mas a verdade é que nossos corpos precisam deles. Nós falaremos mais profundamente sobre exercícios no capítulo 8.

## O Fator Mental

Até agora nós tocamos nos aspectos físicos do estilo de vida Paleo - comer bem e fazer exercícios. Eles são dois ingredientes importantes na sua mudança de vida. Entretanto, sem *todos* os ingredientes certos, uma receita não irá funcionar.

Neste caso, o terceiro e final ingrediente é a energia mental. Você precisa ter *força mental e desejo de mudar* seus hábitos alimentares e começar a exercitar-se. Sem isso, você está fadado ao fracasso.

Lembre-se que qualquer decisão começa na mente. Sem um comprometimento total é bem possível que você voltará à sua antiga rotina. Isto geralmente acontece em épocas de estresse.

Se você criou um hábito alimentar quando estressado, e você geralmente come todos os alimentos errados, certifique-se que você tenha um estoque de petiscos saudáveis, com poucas calorias e compatíveis com aPaleo em sua casa. Você os encontrará mais adiante no livro.

**Você pode fazer isso!**

A parte mais difícil de adotar o estilo de vida Paleo é o início. Uma mudança de dieta e a adição de exercícios podem ser chocantes para uma pessoa comum que está acostumada a alimentos processados, açúcares refinados e falta de exercícios.

De fato, as primeiras duas semanas geralmente são as mais difíceis dependendo da severidade de sua dieta anterior e hábitos físicos. Carboidratos são transformados em açúcares pelo corpo então, se sua dieta era rica em carboidratos e/ou açúcares, você provavelmente achará esse período inicial bem desafiador.

O desejo por doces pode ser bem forte quando você começar a eliminá-los e é, frequentemente, comparado à desintoxicação de uma droga viciante. Você pode apresentar mudanças de humor, dores de cabeça, falta de clareza mental, ansiedade, depressão e falta de energia.

Isso faz as pessoas desistirem com frequência, decidirem que ou é muito difícil ou que a dieta Paleo não funciona por causa da forma como se sentem durante esse período inicial.

Esses sintomas normalmente somem depois das primeiras duas semanas e você deve começar a sentir-se bem melhor, como você nunca se sentiu antes. Os picos de açúcares serão coisa do passado e você sentir-se-á mais forte e saudável.

E é claro, você também deverá começar a ver os resultados na forma de perda de peso. Você irá gostar dessas mudanças e do modo como esse novo estilo de vida fará você se sentir. Será muito mais fácil manter-se no seu novo estilo de vida depois disso.

## Os Benefícios à Saúde de uma Vida Paleo

Uma das razões que você está lendo esse livro provavelmente é porque você ouviu sobre alguns dos benefícios que a dieta proporciona. Você deve estar imaginando se você pode experimentar aqueles benefícios também.

Felizmente, existem benefícios muito reais e visíveis na dieta. E isso faz sentido também! A dieta consiste em alimentos saudáveis, naturais e alimentos não processados. A alimentação é rica em nutrientes e a adição dos exercícios faz com que o corpo transforme-se ainda mais rápido.

### Perder Peso e Fortalecer-se

Com a combinação de alimentação saudável e exercícios a maioria das pessoas experimenta perda de peso e aumenta o tônus muscular, fazendo com que se sintam bem em relação a si mesmos e mais fortes. A quantidade de carboidratos em um estilo de vida Paleo é bem baixa e os carboidratos que você ingere são mais saudáveis e não são, geralmente, armazenados no corpo como gordura, já que muitos são queimados durante os exercícios.

## Reduza a Pressão Arterial

Aqueles que seguem o estilo de vida Paleo irão afastar-se de muitas das coisas que contribuem para o aumento da pressão arterial, incluindo o sódio. Alimentos saudáveis e exercícios são dois fatores que ajudarão a diminuir a pressão arterial naturalmente e sem medicamentos.

Se você tem pressão arterial alta ou qualquer condição médica, você deveria sempre consultar seu médico antes de iniciar qualquer dieta ou mudança de estilo de vida. Entretanto, eles provavelmente apoiarão a Paleo já que ela segue, em linhas gerais, as recomendações que médicos têm insistido que seus pacientes sigam por anos.

Se você tem tido problemas com pressão arterial alta, o estilo de vida Paleo pode ajudar você a diminuí-la.

## Reduz a Constipação

A dieta Paleo baseia-se em uma quantidade substancial de fibras saudáveis graças a todas as frutas e vegetais. Isso ajuda a reduzir a chance de constipação. Mais fibras na dieta também podem ajudar em outras áreas da sua saúde, incluindo a redução de colesterol, do risco de diabetes e de doenças coronarianas.

Algumas das principais causas de constipação são o consumo inadequado de água e a falta de fibras suficientes na dieta e de atividade física. Na medida em que o estilo de vida Paleoapóia o consumo de água acima de qualquer outro líquido, uma alta quantidade de fibras e exercícios regulares, a constipação poderá ser coisa do passado.

## Reduz o Risco de Câncer

A Clínica Mayo[1] defende que o consumo de uma dieta saudável com muitas frutas e vegetais aliado à manutenção de um peso saudável e de uma vida ativa são fatores que reduzem o risco de câncer.

Apesar de não existir uma prova concreta, acredita-se que muitos pesticidas encontrados em nossa alimentação, em conjunto com os produtos químicos e conservantes que são adicionados, também podem contribuir para um alto risco de câncer.

Embora nada possa garantir que você nunca terá câncer se seguir um estilo de vida Paleo combinado com a escolha de alimentos orgânicos, você certamente estará reduzindo o risco.

**Uma Lista Rápida**

---

[1] A Clínica Mayo é um hospital Escola nos Estados Unidos considerado um dos melhores do mundo.

Aqui tem uma lista de alguns outros benefícios que as pessoas que seguem a dieta Paleo relatam. Tenha em mente que você pode não experimentar todos esses benefícios, mas você será mais saudável e experimentará muitos deles.

- Dormir Melhor

- Pele mais bonita

- Clareza mental

- Menos inchaço e gases

- Sistema imunológico fortalecido

- Redução de alergias

- Redução de inflamações

**E Muito Mais**

Você vai amar o modo como você se sentirá quando adotar o estilo de vida Paleo. Passe ao menos um mês com a nova dieta e registre a sua transformação. Tome notas de como você se sente e como você se parece dia a dia e, é claro, registre também sua perda de peso.

Você deverá ver uma diferença marcante em apenas algumas semanas, e essas mudanças saudáveis farão você continuar pelo resto da sua vida.

Tenha em mente que "Ser Paleo" não é apenas uma dieta da moda que você vai seguir por alguns meses para perder peso. Você não irá comer alimentos pouco comuns como biscoitos mágicos ou tomar sucos e/oushakes na maioria das suas refeições ou lutar contra a fome o tempo todo.

Aqui é onde ela se difere de muitas outras dietas. É realmente uma escolha de estilo de vida que você pode manter com você. Você será mais feliz, mais saudável e mais resistente e pode continuar a usufruir desses benefícios a vida toda.

**Tipos de Alimentos a serem Consumidos**

Aqui está a parte que você provavelmente estava esperando! Sem dúvida você está imaginando que tipo de alimentos você vai poder comer com a Dieta Paleo. Felizmente, você terá ótimas opções disponíveis. Vamos ver as gostosuras que você poderá comer!

**Vegetais**

Você pode comer todos os vegetais que você quiser na Dieta Paleo. Vegetais frescos são a melhor opção. Escolha espinafre, alface, brócolis, ervilhas, e todos os outros vegetais que você ama. Cenouras, rabanetes, pimentas e muitos outros são escolhas válidas quando você está vivendo o estilo de vida Paleo.

Sempre que você puder compre produtos frescos e orgânicos. É claro que possivelmente nem sempre será possível já que isso requer viagens frequentes ao supermercado para que você possa repor o estoque de vegetais antes que eles estraguem. Além disso, nem todos os supermercados e mercearias possuem uma vasta seleção de alimentos orgânicos, se é que possuem algum.

Alimentos Orgânicos são também mais caros em muitos casos e pode ser que não caiba no seu orçamento comprar orgânicos. Se for o caso, certifique-de lavar bem os vegetais para tentar remover qualquer resíduo de pesticida. Você geralmente encontrará produtos próprios para lavar frutas e vegetais que prometem remover esse tipo de resíduo.

Você também pode comprar vegetais congelados e mantê-los no freezer. Frescos são melhores, mas congelados funcionam bem também. Enlatados também são uma opção possível, mas eles nem sempre tem uma quantidade de nutrientes equivalentes aos vegetais frescos ou até mesmo congelados.

**Frutas**

Coma tantas frutas quanto quiser, assim como vegetais. Entretanto, você sempre vai querer certificar-se que você as está comendo frescas e não em compota. Frutas em compota geralmente tem conservantes e produtos químicos, além de açucares. E de novo, tente comprar produtos orgânicos sempre que possível. Lembre-se de que você está tentando evitar estas coisas. Não é porque a lata tem frutas que significa que é saudável.

Frutas têm gosto ótimo e são a opção perfeita para lanches e sobremesas. Elas têm açúcar e açúcares naturais podem ajudar a prevenir desejos por doce. Isto é muito importante nos primeiros dias e semanas que você está na dieta Paleo. Aqueles que têm a boca doce irão perceber que frutas podem frequentemente ajudar a segurar o desejo por doces.

## Carnes Bovinas e de Frango

Carne é uma parte importante da dieta Paleo. Nossos ancestrais alimentavam-se de carne sempre que eram afortunados de caçar e tê-la disponível. Na medida em que você não tem mais que sair e caçar seu jantar - a menos que você queira - é mais fácil de pegar toda a carne que nós precisamos para o nosso consumo diário.

Você deveria tentar encontrar carnes bovinas e de frango que sejam livres de hormônios. Frangos e bovinos criados em muitas fazendas hoje em dia são cheias de hormônio e frequentemente criadas em condições insalubres e nocivas à saúde. Eles injetam hormônios de crescimento para que cresçam mais rápido e sejam abatidos mais cedo. Eles não são alimentos naturais que nós devamos consumir. Nós os ingerimos de supermercados e restaurantes e isto não é bom para nós.

Escolha carne que venha com a garantia de que não incluem hormônios e produtos químicos. Se você não puder encontrá-las no seu supermercado, você pode querer procurar em lojas de produtos naturais locais ou fazer pedidos online.

Quando você comprar carne, sempre compre os cortes mais magros. Você não vai querer adicionar gordura demais na sua dieta.

**Peixe**

Peixe pode ser muito bom para você. Eles contêm ácidos graxos Omega 3 que são saudáveis para seu coração e cérebro. E podem ajudar na prevenção de câncer também Algumas das melhores opcões de peixe incluem salmão e atum, mas quase todos os tipos de peixe funcionam bem.

Entretanto, você deveria tentar encontrar peixes que sejam frescos e não confinados. Fique longe de peixes criados em fazendas se possível.

Apesar de peixe ser bom pra você, apenas os coma durante uma ou duas vezes por semana. Peixe contém mercúrio, que pode ser nocivo em grandes quantidades, assim, modere na quantidade de peixe que você consome.

**Caça Selvagem.**

Caça Selvagem é um ótimo meio de conseguir carne realmente natural. Caças não tem nenhum hormônio ou produtos químicos, mas salvo se você for um caçador ou grande amigo de um, esta provavelmente não será uma opção.

**Bebidas**

Água é a melhor bebida para qualquer criatura viva. É uma ótima ideia ter pelo menos 2 litros de água fresca e filtrada todos os dias, embora durante sessões de exercício intenso você vá querer mais. Isso irá manter você hidratado e elimina as toxinas armazenadas no corpo. Ter um filtro de osmose reversa em casa é a melhor opção.

Você pode tomar café ou chá. Entretanto, é melhor usar café e chás orgânicos e sem os adoçantes tradicionais que são cheios de produtos químicos. Se você precisa de adoçá-los, considere usar um pouco de mel orgânico ou Stevia.

**Oleaginosas**

Oleaginosas, se não forem salgadas, são perfeitas para a dieta Paleo. Na verdade, elas são ótimas para o lanche, adicionadas em saladas e muito mais. Algumas das melhores opções são as amêndoas, pecans e nozes.

**Condimentos e Temperos.**

Você pode estar acostumado a usar condimentos para adicionar sabor à sua comida. A maior parte dos condimentos que você costuma usar provavelmente contém açúcar e produtos químicos que você quer evitar. Eles também são uma fonte inútil de calorias extra.

Entretanto, você ainda pode adicionar alguns tipos de condimentos para adicionar um pouco de sabor. Você só precisa usá-los de uma forma sábia. Aqui está uma pequena lista:

Suco de Limão

Alho

Pimenta do Reino

Pimenta Vermelha Moída

Vinagre

Orégano

Endro

Manjericão

Muitas outras ervas e temperos também irão funcionar bem com a dieta Paleo. Se você tiver em mente que você quer ficar longe de coisas como os produtos químicos, sódio e conservantes, é fácil fazer boas decisões no tipo de alimentos que você pode ou não pode comprar.

Há muitos livros de receitas Paleo disponíveis com centenas de receitas. Muitas receitas também podem ser encontradas online utilizando os grandes sites de busca.

## Tipos de Alimentos a Serem Evitados

Agora que você está consciente dos alimentos que você pode consumir na Dieta Paleo, é hora de olhar o lado oposto do espectro. Todas as escolhas alimentares deste capítulo são itens que você precisa evitar.

### Pães, Grãos e Cereais

Este geralmente é o mais difícil e eliminar. Quando você tem um estilo de vida Paleo, você deve evitar cereais, tortillas, pãezinhos, bolos, granola, e qualquer outro tipo de pão.

Eles possuem alta quantidade de carboidratos e calorias e devem ser evitados. Eles também contêm glúten. Embora seja um assunto altamente debatido entre a comunidade médica e naturalista, acredita-se que o glúten pode ser nocivo ao processo digestivo.

Contudo, existem muitas receitas de muffin, panquecas e muitas outras compatíveis com a Paleo que vão ajudar a satisfazer o desejo de comer pão. Mais tarde veremos uma receita deliciosa de muffin.

**Laticínios**

Todos os tipos de laticínios devem ser evitados. Isto inclui queijos, sorvetes e leite. A razão é devido à quantidade de produtos químicos e hormônios tipicamente encontrados nos mesmos pelo modo como são processados. Vacas leiteiras frequentemente recebem hormônios de crescimento para que elas possam produzir mais leite e serem mantidas em condições insalubres.

Uma alternativa para o leite comum é o leite de coco. Ele tem um gosto adocicado mas tem um sabor típico que algumas pessoas podem ter dificuldades em se acostumarem com ele.

## Álcool

Álcool tem muitas coisas que você deve evitar na Dieta Paleo. Ele é cheio de calorias e carboidratos. Cerveja é cheia de glúten porque usam fermento no processo de fermentação. Elas são calorias vazias que irão desacelerar o seu corpo. É melhor evitar o álcool a todo custo.

Alguns que seguem a Dieta Paleoe querem tomar uma bebida socialmente de vez em quando poderão tomar uma taça de vinho. Ainda são calorias vazias, mas é a escolha mais saudável.

## Doces

Você precisa abrir mão das guloseimas tradicionais como biscoitos, tortas, doces, bolos e balas. Elas têm muito açúcar. A boa notícia é que existem muitas receitas de doces compatíveis com a Dieta Paleo.

## Sem Açucares

Aqui é uma coisa que você precisa saber. Mesmo balas sem açúcar devem ser evitadas na Dieta Paleo. Elas podem não conter açúcar, mas eles possuem sódio, produtos químicos, e outros ingredientes que podem ser nocivos para você.

## Alimentos Gordurosos

Mantenha-se longe de alimentos fritos e gordurosos. É terrível para o coração, acrescenta calorias indesejadas e é ruim até para a sua pele. Se você tiver que fritar qualquer coisa você pode usar óleo de coco ou azeite ao fazê-lo.

## Sal

Nós amamos nossos alimentos salgados mas eles não são bons para nós. Amendoim salgado, batatas chips e muitos outros são os petiscos mais populares do mundo. Eles são também os mais nocivos à saúde.

Estes alimentos cheios de sal causam a retenção de líquidos pelo corpo e podem deixar você inchado. Sal também pode aumentar a pressão arterial que é um problema de saúde muito mais sério.

## Bebidas

Como mencionado anteriormente, água filtrada é a melhor escolha. Entretanto, pode ser bem difícil viver somente de água. Felizmente, há uma grande variedade de bebidas alternativas que são compatíveis com a Dieta Paleo.

Chá ou Café sem açúcar ou adoçados com Stevia ou mel são escolhas aceitáveis. Sucos de frutas frescas e smoothies de frutas sem leite são outras opções adicionais desde que nenhum açúcar seja adicionado.

Muitos tipos de sucos de fruta no mercado parecem saudáveis à primeira vista mas quando você olha os rótulos você percebe que muitos são cheios de conservantes e produtos químicos. E quase todos eles têm adição de açucar. Se você realmente quer beber sucos a melhor opção é investir em uma Centrífuga de Frutas[2] e comprar frutas frescas.

Refrigerantes, apesar de terem um gosto refrescante são repletos de açúcares, calorias vazias e produtos químicos. Ao contrário da crença popular, mesmo o refrigerante dietético deve ser evitado. A única diferença entre o refrigerante dietético e o normal é que o dietético possui adoçantes artificiais ao invés de açúcar que, na maioria das vezes,são tão nocivos se não mais do que o açúcar.

---

[2] Dependendo da marca elas também são conhecidas como Centrífuga Juicer ou somente Juicer.

E de novo, tente escolher cafés, chás e frutas orgânicas sempre que possível.

**Faça a Lista de Compras**

Iniciar uma dieta Paleo pode parecer muito intimidante, especialmente porque você não tem ideia do que comprar quando você for ao mercado. A lista neste capítulo irá dar-lhe muitas opções que você deverá comprar quando for ao supermercado e assim montar uma despensa e uma geladeira cheias de itens compatíveis com a Paleo.

Os alimentos nesta lista simples são apenas ideias para fazer com que sua mente trabalhe. Modifique-a até que você esteja satisfeito, mas mantenha os princípios explicados nos dois últimos capítulos de modo que você saiba o que você pode consumir e o que deve evitar.

**Frutas e Vegetais Frescos**

- Tomates

- Espinafre

- Limões

- Maçãs

- Laranjas

- Alface

- Brócoli

- Cenouras

- Cebolas

- Pepinos

**Carne, Peixes e Frutos do Mar**

- Bife

- Carne Moída

- Carne de Peru ou Carne de Frango Moída

- Frango

- Salmão Fresco

- Atum Fresco

- Atum Enlatado

## Alimentos Congelados

- Vegetais Variados

- Brócolis

- Cenouras

- Ervilhas

## Outros

- Café

- Chá

- Óleo de Coco

- Ovos Frescos

- Vinagre

- Azeite

- Oleaginosas

- Farinha de Amêndoas – preferencialmente descascadas

- Alho em pó

- Manjericão

- Pimenta do Reino

Você provavelmente encontrará todos esses ingredientes nos mercados do seu bairro. Os ingredientes incluídos nessa lista devem ter um preço acessível também. Um dos medos que muitas pessoas têm é que a dieta Paleo será muito cara, mas não tem que ser assim. Lembre-se também de escolher os cortes de carne mais baratos.

E é claro, nunca vá ao supermercado com fome. Você provavelmente comprará algo que não deve.

## Saindo dos trilhos da Paleoe voltando ao caminho certo

Mesmo nos planos mais bem elaborados, existe a possibilidade de você cair em tentação, sair dos trilhos e começar a comer de um modo não saudável novamente. A dieta Paleo é uma mudança geral do estilo de vida, o que significa que você vai adotar este método o resto da sua vida. Entretanto, ainda é possível e muito provável que você saia dos trilhos uma vez ou outra.

### Mantendo um registro desde o início

Um dos melhores meios de se manter firme é escrever um diário sobre sua experiência com a dieta Paleo. Você pode escrever as coisas que você come no seu dia-a-dia. Entretanto, você desejará fazer mais que um simples registro da sua alimentação.

Adicione alguns detalhes sobre como você se sente e os tipos de desejos que você tem. Escreva qualquer evento significativo que ocorra durante o dia e que mude seu humor para bom ou ruim. Ter um registro ajudará você a descobrir onde você pode escorregar.

## O que faz você escorregar?

Se você tem um registro cronológico do seu progresso, a resposta é fácil. Tente descobrir o que tem feito você errar. Não é comum a decisão de pegar uma barra de chocolate ser aleatória, geralmente, algum tipo de evento precipitador ocorre.

Talvez você tenha tido um dia difícil no trabalho. Você pode ter problemas familiares ou no trabalho, ou talvez preocupações financeiras que estão gerando uma grande quantidade de stress. Frequentemente viajar, seja a trabalho ou de férias, pode fazer com que você se desvie do estilo de vida Paleo.

Estas são apenas algumas ocorrências que podem fazer com que você coma coisas erradas e, temporariamente, perca a perspectiva.

Por outro lado, algumas pessoas comem quando estão felizes. Se elas recebem boas notícias, elas querem sair e celebrar, e isso frequentemente envolve alimentos não saudáveis.

Não importa o tipo de alimentação emocional que você tenha – por estar feliz ou triste – ela pode destruir o seu novo estilo de vida.

Conhecendo desde o início o que faz com que você coma pode fazer com que você tome atitudes no futuro de modo a prevenir que isso aconteça novamente.

**Subindo a bordo novamente**

Voltar aos trilhos é fácil. É tão simples como quando você começou a dieta, então não se preocupe. Todos nós sucumbimos uma vez ou outra, então não deixe um pedaço de bolo ou um hambúrger desanimar você!

Se nós desitirmos de algo sempre que cometemos um erro, nós nunca chegaremos a lugar algum. Nós não nos manteríamos em empregos e abandonaríamos nossos filhos. É claro que não é esse o modo que lidamos com os problemas da nossa vida e, certamente, não é como devemos lidar com uma pequena deslisada alimentar.

Como na vida, uma das chaves de ser bem sucedido com o estilo de vida Paleo é a disciplina e a preparação. Você deve ter sua saúde como uma prioridade e dedicar o tempo e o esforço necessário para comprar os alimentos certos e aliar exercícios a isso.

Você precisa apenas voltar aos trilhos, permanecer anotando suas experiências e voltar aproveitar os benefícios da dieta Paleo.

## Adicionando Exercícios à sua vida

Sim, a dieta Paleo é toda voltada para uma alimentação saudável. Entretanto, outro componente crucial são os exercícios. Não se preocupe, exercícios não tem que ser um trabalho árduo. Na verdade, eles podem ser bem prazeirosos. Você deve fazer *pelo menos* meia hora por dia de uma boa atividade aeróbica. Além disso, é recomendável entrar em algum tipo de treinamento de musculação pelo menos três vezes por semana.

E treinamento de musculação não significa levantar quantidades absudas de peso na tentativa de criar músculos e veias protuberantes como aqueles homens e mulheres de revistas de fisicultura. Você apenas precisa de alguma resistência na hora de trabalhar seus músculos, ou eles irão deteriorar com o tempo, causando muitos problemas adicionais de saúde e postura. Pesos livres, aparelhos e elásticos tensores serão suficientes.

Assim como alimentar-se direito irá se tornar sua segunda natureza em algumas semanas, o mesmo ocorrerá também com os exercícios. Se você mantiver uma rotina de exercícios regulares, você descobrirá que começará a sentir falta deles e no modo como eles fazem seu corpo se sentir. Você também perceberá que você se tornará mais forte, mais magro, e que você terá mais energia. Isso motivará você a não perder um dia sequer de exercícios.

**Escolhendo o Tipo Certo de Exercício**

A chave do sucesso com exercícios é escolher algo que você gosta de fazer. Se você iniciar um programa de exercícios que você detesta, as chances são que você não permanecerá executando-os por muito tempo. Procure por atividades que você ache gratificante e foque nelas. Todo mundo pode encontrar um tipo de atividade que goste. Aqui vão alguns exemplos.

- Treino Elíptico

- Peso Livre

- Natação

- Caminhada

- Corrida

- Esportes Coletivos

- Trilha

- Biclicleta

- Tênis

Essas são apenas algumas das atividades que você poderá fazer para conseguir o exercício que você precisa. Você se sentirá melhor a cada sessão, e você verá seu peso caindo enquanto seus níveis de força e energia aumentam.

**Exercitando-se em Casa**

Muitas pessoas hoje em dia simplesmente não podem arcar com os custos de uma mensalidade de academia, ou não gostam da ideia de ter que ir e voltar de uma só para exercitar-se. Não se preocupe, ainda é possível fazer algumas rotinas de exercícios ótimas em casa.

Alguns deles são óbvios, talez tão óbvios que você não preste atenção neles. Correr, andar a pé ou de bicicleta pela vizinhança é um ótimo modo de tornar-se ativo praticamente sem sair de casa. Se você tiver acesso a uma piscina, a natação é um dos melhores exercícios e também pode ser refrescante.

Para treinamento muscular existem muitas rotinas que poderão ser executadas em casa e não requerem equipamentos caros. Alguns exemplos de equipamentos baratos são elásticos de tensão, pesos de borracha, bolas de exercícios, barras para flexão e muitos outros.

Também existem muitos exercícios que não necessitam de equipamento como abdominais, agachamentos, flexões, flexões inclinadas e exercícios de braço usando uma cadeira ou mesa e muitos outros.

Não deixe o seu orçamento impedir você de entrar em uma melhor forma!

## Receitas Paleo que tem um Sabor Ótimo (e são fáceis de fazer)

Nós não queremos deixar você finalizar o livro sem uma porção de receitas para ajudar você a começar. Depois de tentar essas receitas, comece a procurar mais delas online ou compre um livro de receitas Paleo. Você poderá encontrar ótimas opções que irão dar água na boca em qualquer um!

### Hamburger Proteico

### Ingredientes:

450 g de carne bovina moída

¼ colher de chá de cebola em pó

¼ colher de chápimenta do reino moída

1 abacate, fatiado

1 cebola, fatiada

2 tomates, fatiados

1 alface romana

**Modo de Fazer:**

Misture a carne moída, a cebola em pó e a pimenta. Divida em 4 partes iguais e molde na forma de hamburgers. Asse os hamburguers em um grill ou grelha até que estejam no ponto desejado e escorra a gordura. Coloque cada hamburger dentro de uma folha de alface, distribua sobre eles as fatias de cebola, de tomate e de abacate. Acrescente mais uma folha de alface para dar a ideia de um sanduíche e deguste. Serve 4 pessoas.

**Salada Fácil de Atum e Espinafre**

**Ingredientes:**

2 latas de atum (em água, não em óleo)

1 maço de espinafres frescos

½ cebola, em fatias finas

2 tomatos, em fatias finas

1 abacate, fatiado

Vinagre (a gosto)

Suco de Limão Siciliano (a gosto)

Pimenta do Reino (a gosto)

**Modo de Fazer:**

Drene o atum. Combine em uma tijela grande atum, espinafre, cebola, tomate e abacate. Tempere com vinagre, pimenta e suco de limão que formam um molho de salada compatível com a dieta Paleo e de baixa caloria. Serve4 pessoas.

**Salmão Assado com Nozes e Ervas**

**Ingredientes:**

2 filés de salmão

1 colher de sopa de farinha de coco

2 colheres de sopa de salsinha

1 colher de sopa de azeite de oliva

1 colher de sopa de mostarda

2 colheres de sopa nozes picadas (nozes e castanhas de caju)

Pimenta do reino a gosto

**Modo de Fazer:**

Pré-aqueça o forno a 240° C. Ponha o salmão em uma assadeira coberta com papel alumínio. Misture a mostarda e o azeite e então pincele a mistura sobre a superfície do peixe. Misture a pimenta do reino com as nozes picadas, a salsinha e a farinha de coco. Espalhe essa mistura sobre o salmão. Quando o forno estiver quente, asse o salmão por cerca de 12 minutos. Serve 2 pessoas.

**ChiliPaleona Panela Elétrica**

**Ingredientes:**

3 latas de molho de tomate

1 colher de sopa de pimenta malagueta em flocos

2 latas de tomate, cortados em cubos

450g de carne bovina orgânica moída

450g de carne de peru orgânica moída

1 cebola grande

2 pimentões

2 colheres de chá de alho em pó

Pimenta do Reino a gosto

**Modo de Fazer:**

Refogue as carnes até dourarem e escorra a gordura. Adicione o alho em pó e pimenta do reino enquanto refoga. Adicione os ingredientes restantes na panela elétrica e misture. Cozinhe em temperatura baixa por cerca de 8 horas, mexendo de vez em quando. Adicione mais pimenta do reino ou alho em pó se necessário. Serve 3 pessoas ou mais.

## Salada "Breakfast"[3]

**Ingredientes:**

2 ovos

1 colher de sopa de óleo de coco

100 g folhas jovens de espinafre

¼ xícara de pimentão verde

1 tomate, em cubos

1 abacate

Pimenta do reino a gosto

**Modo de Fazer:**

Coloque o óleo de coco em uma frigideira e acrescente os ovos. Você pode cozê-los da forma que desejar: mexidos ou fritos de acordo com a sua preferência. Depois, faça

---

[3] Nos Estados Unidos e Europa a refeição mais importante do dia costuma ser o café-da-manhã (Breakfast), para eles o café da manhã é quase o que para os Brasileiros é o almoço. (Nota do Tradutor)

uma salada com os ingredientes restantes. "Decore" a salada com os ovos e então acrescente uma pitada de pimenta a mais se necessário.

**Muffinsde Banana e Nozes**

**Ingredientes:**

2 bananas

2 xicaras de farinha de amêndoas

1 colher de chá de essência de baunilha

1/3 copo água

3 ovos

½ xícara de Nozes Pecãs picadas

½ colher de chá fermento em pó

¼ xícara óleo de coco

¼ xícara de Stevia ou 1/2 xícara de "Applesauce"[4]

2 colheres de sopade mel

**Modo de Fazer:**

A Stevia fará com que os bolinhos fiquem mais doces. Se você não gostar do gosto da Stevia ou se você preferir os bolinhos menos doces use o "Applesauce".

Pré-aqueça o forno a 180° C. Descasque as bananas e amasse-as em uma tigela. Adicione os ovos, a baunilha, o Applesauce(se você não estiver usando Stevia) e a água e misture bem. Derreta o óleo de coco e adicione à mistura juntamente com o mel. Em uma tigela

---

[4] Applesauce é um purê de maçã muito consumido na Europa e nos EUA. No Brasil pode ser encontrado em algumas lojas de produtos importados ou você pode experimentar fazer em casa mesmo com uma receita simles: Cozinhe 1 quilo de maçãs e o Suco de 1 limão siciliano em ¾ xicara água em fogo baixo por cerca de 30 min ou até a maçã desmanchar. Se quiser adoçar um pouco adicione 1 colher de açúcar mascavo ou duas colheres de mel. Guarde em vidros bem fechados. (Nota do Tradutor)

separada, misture a farinha de amêndoas, o fermento, as pecãs e a Stevia(se você não estiver usando o Applesauce). Incorpore essa mistura à mistura líquida. Prepare formas de Muffins[5] colocando forminhas de papel ou untando-as bem com óleo de coco. Encha cada uma das forminhas até aproximadamente ¾ da capacidade e asse por 15-20 minutos.

**Rolinhos de Frios, um petisco rápido e fácil**

**Ingredientes:**

10 fatias finas e magras de peru, rosbife ou presunto

1 abacate, fatiado

20 tiras de pepino

---

[5] No Brasil as formas próprias pra muffin são as mesmas usadas para cupcake. Contudo, você poderá usar alternativas como forminhas de bombocado e até de petit-gateu dependendo do que você tem em casa ou encontra com mais facilidade na sua cidade (Nota do tradutor)

10 tiras de tomato – cortadas na vertical

**Modo de Fazer:**

Espalhe as fatias da carne escolhida numa superfície, coloque sobre cada uma duas tiras de pepino, uma tira de abacate, e uma tira de tomate. Enrole formando um rolinho que poderá ser servido como petisco para uma ou duas pessoas.

# Mixde Cereais Paleo

## Ingredientes:[6]

1 xícara Amêndoas Orgânicas

1 xícara de nozes Orgânicas

1 xícara de Pecãs Orgânicas

½ xícara de Sementes de Abóbora Orgânicas

½ xícara de Uvas Passas Orgânicas

½ xícara deCranberry Desidratado Orgânico

½ xícara deMirtilos (Blueberries) Desidratados Orgânicos.

1xícara de Tiras de Coco Orgânico, não adoçado

---

[6] No Brasil as formas próprias pra muffin são as mesmas usadas para cupcake. Contudo, você poderá usar alternativas como forminhas de bombocado e até de petit-gateu dependendo do que você tem em casa ou encontra com mais facilidade na sua cidade (Nota do tradutor)

**Modo de Fazer:**

O modo de fazer deste lanchinho delicioso não podia ser mais simples. Apenas misture todos os Ingredientes com a mão e então armazene em sacos plásticos bem selados até que você decida consumí-los.

**Salada Simples com Carne**

**Ingredientes:**

2 bifes cortados em cubos

2 xícaras de alfaces variados (americana, romana)

2 xícaras espinafre fresco

Cebola e alho em pó a gosto

Pimenta do reino a gosto

1 a 2 tomates

½ cebola, fatiada

Azeite

¼ xícara Molho Inglês sem glúten

**Modo de Fazer:**

Primeiro, faça uma marinada colocando o bife (cortado em tiras ou pedaços) em uma sacola plástica junto com a cebola em pó, o alho em pó, o molho inglês e a pimenta do reino. Deixe descansar por várias horas. Quando estiver pronto, coloque a carne em uma frigideira com azeite e refogue-a em fogo médio. Cada lado deve cozinhar por cerca de quatro minutos. Quando os bifes estiverem cozidos, faça uma salada com alface, espinafre, cebola e tomates. Acrescente os pedaços de bife sobre a salada e aproveite. Serve duas pessoas.

**Frango Assado ao Limão e Alho**

**Ingredientes:**

1 Frango Orgânico Inteiro (cerca de 1.8 kg)

1 Limão Siciliano

3 colheres de sopa de gordura de bacon

4 dentes de alho

Pimenta do Reino

**Modo de Fazer:**

Pré-aqueça o forno a 240° C. Pique e combine o alho com a gordura do bacon. Use um mixerou processador para fazer uma mistura homogênea. Faça raspas com a casca do limão e acrescente-as à mistura. Coloque o frango em uma assadeira e cubra-o com essa mistura. Coloque um pouco da mistura sob a pele do frango. Corte o restante do limão ao meio e coloque-o dentro do frango. Salpique pimenta do reino e asse o frango no forno aquecido por cerca de uma hora.

## É fácil e Delicioso

Tente essas dez receitas simples. Elas são todas fáceis de preparar. Se você está considerando o estilo de vida Paleo, tentar algumas destas receitas pode ser um grande modo de começar. Se você gostar delas, então você não terá nenhuma dificuldade em tornar-se Paleo.

Este é apenas o começo no que diz respeito às receitas Paleo. Você poderá encontrar incontáveis receitas on-line ou em uma grande variedade de livros disponíveis. Você pode descobrir que terá que abrir mão de alguns alimentos que você gosta. Entretanto, você frequentemente poderá achar um substituto compatível com a dieta Paleo que poderá ser tão saboroso quanto, se não for mais.

Você descobrirá que você vai se sentir melhor quando comer, algo que você pode não estar acostumado, mas que certamente você receberá de braços abertos!

## Conclusão

Como você pode ver, não é difícil seguir o estilo de vida Paleo. Você pode ter uma alimentação saudável, exercícios, e mudar a sua vida por completo. A melhor parte é que você não tem que passar fome para fazer isso.

Nossos ancestrais descobriram algo com o modo como eles viviam. Eles não sabiam disso e realmente não tinham outra opção. Eles podiam não ter Internet ou Iphone, e eles podiam não ser capazes de assistir o último reality show na TV. Mas eles também não tnham problemas de saúde e obesidade que avassalam nossa sociedade hoje.

Inovações Modernas trouxeram até nós coisas maravilhosas, mas isso não é necessariamente verdade quando falamos de alimentação. A produção em massa dos alimentos hoje em dia tem nos introduzido alimentos nada saudáveis que estão cheios de produtos químicos, pesticidas e têm pouco valor nutricional.

As conveniências modernas, aliadas à tecnologia, fazem com que muitos de nós tenham vidas sedentárias como nunca antes.

É tempo de mudar sua vida para melhor, e o estilo de vida Paleo pode ajudar você a fazer isso. Você tem o poder de mudar. Mas isso requer disciplina, força de vontade e você deve fazer disso uma prioridade na sua vida. Se não for assim, você provavelmente voltará para o seu modo de vida antigo.

É mais do que um modo de perder peso. É uma escolha em ser saudável e recusar alimentos tóxicos que comumente são oferecidos a nós em mercados e restaurantes. É escolher comer alimentos que nossos corpos foram projetados para ingerir.

É uma escolha de criar tempo para fazer o exercício que o seu corpo precisa.

É o modo como nossos antepassados viviam.

O pagamento é enorme e vale qualquer sacrifício. Você se sentirá melhor, com mais energia, perderá peso e será mais saudável, e não importa a sua idade. Sua saúde e de sua família valem isso!

Comece agora e una-se às milhares de pessoas que já aderiram ao estilo de vida Paleo!